刘积庆堂家传中医文集

主　编：刘国印

副主编：张庆军　刘宛鸣　刘国兵　张甲一

编　者：刘国印　张庆军　刘宛鸣　刘国兵　于金婵　刘国良　刘　鹏　刘红蕴　刘曌哲　刘润霖　刘镕铭　张蒙蒙　李　龙　张　阳　张甲一　刘金鹏　陈雪宝　张若愚

中医古籍出版社

图书在版编目（CIP）数据

刘积庆堂家传中医文集 / 刘国印主编. -- 北京 : 中医古籍出版社, 2016.2

ISBN 978-7-5152-1112-1

Ⅰ. ①刘… Ⅱ. ①刘… Ⅲ. ①中医学－临床医学－经验－中国－文集 Ⅳ. ①R249.7-53

中国版本图书馆CIP数据核字(2015)第307771号

责任编辑　刘从明

书名题写　唐祖宣

封面设计　张庆军

出版发行　中医古籍出版社

社　　址　北京东直门内南小街16号（10070）

开　　本　889mm×1194mm　1/16

印　　张　25.625

字　　数　720千字

版　　次　2016年1月第1版　2016年1月第1次印刷

印　　数　0001－3000册

书　　号　ISBN 978-7-5152-1112-1

定　　价　188.00元

ISBN 978-7-5152-1112-1

内容提要

家技传承是几千年来中医药赖以发展的主要途径之一。而传承内容往往秘而不宣，成为『神医』门下最为神秘的诱惑。作为中医赖以生存的基础，和同业竞争的利器，家传秘技往往传儿子不传女儿，儿子不再从医者，隔代传给孙男，唯有孙男也不从医，方才考虑传给家侄或儿媳，不传闺女，是因为闺女出嫁以后就把家技带跑传给家族以外的外人了。实在没办法，不传女儿不行的，往往会要求女儿的孩子也改为母姓才行。

当然，随着时代的发展，人们的观念也都在改变。刘积庆堂在祖传秘技的传承问题上，新一代传承人刘国印表现出了开阔的胸襟。

刘积庆堂是医圣张仲景故里——河南省南阳市社旗县的一个老字号中医堂，距今已历七代三百余年。馆藏明清以来中医古籍数千册。至七代中医传人刘国印，至南阳市行医发展，创办了『南阳市医济中医中药研究所』，致力于弘扬医圣张仲景学术思想，光大中医造福社会。刘国印主任医师得家技真传，又精心研读伤寒杂病，三十几岁时便享誉民间，有南阳『小仲景』之美誉。自古成大医者必有非常人之大胸怀。刘氏认为，家技再秘，传吾一人，可救几人于危殆！倘能广布社会，则善莫大焉！

《刘积庆堂家传中医文集》汇集了刘氏家族在几百年临床实践中积累下来的方法和心得，内容涉及中医内外妇儿杂病诸科，书中所载诸方，从医者得之，可谓如获至宝，病者得之，可谓如获救命之草。其中就有与仲景伤寒六经及诸代大家相类之内容，但家传内容往往又有经典不记之独到心法。业中医者，倘能认真研读本书，付之临床，辨证施治，随证加减，悟得玄机，几可成『神医』耶！

本书非常适合有一定中医临床基础人士阅读，同时也是中医爱好者通往中医圣殿的一部『登天』云梯。书中自有黄金屋。其中玄机，识者自明。

文新历堂家藏印刷图文集

唐序

共飨传家之宝

《礼记》云：『医不三世，不服其药』。其中对于『三世』的理解，有言指三世之医籍，或为三代世医。这些理解都强调了中医经验积累和传承的重要性。这其中还有一层蕴意，就是强调中医的临床实践的连续性、持续性、重复性，强调了患者对中医医术的反复性临床实验和检验及完善的重视程度。

国印作为医圣张仲景故里的中医后学，出身于七世中医世家，社旗县刘积庆堂。刘氏家族有着浓厚的中医传承氛围，家中中医古籍藏书丰富，家学积累丰厚。通览《刘积庆堂家传中医文集》，可以发现，此书乃数代明医高见集成，既有对于传统经方的继承，更有超出于经方记载的实践心得，经方之神与用法之妙，通篇可见。本书虽然在体例上不够体系化，以抄载的时间先后为序，但总体来讲，在论述某病某症上，还是具有一定的系统思维和全面论述，这也可以看出本书原汁原味的家传风格，体现出历代中医可贵的边干边学、点滴积累的学习精神和继承精神。

综观全书，我认为该书有五大特色：一是在多病种临证经验记载上较全面，内容上涉及中医内、外、妇、儿、五官、杂病诸科。说明刘氏先人医术技能较为全面，能在临床中应对处理多种疾病，符合大众百姓需求，这种治学、治病精神很值得当代全科医师学习；二是临床实用指导性强，心法传承特色显著。在经方运用上，更着重于经方使用规律和玄机的参悟，以及个人对于经方运用的发现、创新和发挥，不是简单的记录和照抄。对于初学中医或者有一定积累的中医师来讲，是对中医理解和运用上深层次的点拨提高；三是突出对于疑难杂症的经验总结和记载。在这个方面，集中体现了经方治大病和民间验方治杂病、偏方秘方治难病的紧密结合，揉合了历代大医和民间中医的经验精华；四是突出中医简便廉验的特色，如《省钱秘方》一卷，其中相当多的方子，看似简单，但非常实用，了了数味中药，可收效如桴鼓之功，称得上花钱少，治大病，疗效好；五是原汁原味真家传。传统中医往往靠口口相传，唯家族宗亲相传。通览全书，其中有诸多方药，为古今中医典籍所不曾载。很值得推广和借鉴。当然，鉴于古代医疗技术的不足之处，书中也记载了中医祝由科的一些内容。这些内容当今已成舍弃之类，非为今用，只作了解吧。

家传秘方，往往都是弥足珍贵，不轻易示人。本书作者却能将其公开出版，广以示众，很值得社会称道。国印此举不仅是对传统中医文化的发扬和丰富，更是作者境界、格局的体现。在此，由衷地向作者一并表示我的祝贺和敬意！愿医圣故里明医辈出，薪火永传，愿更多的青年才俊，积极投身中医事业，献身于中医临床，献身于健康中国行动。愿本书能让更多中医后学受益，能让更多病家安康，能让大众百姓得福！

是为序。

全国先进工作者、享受国务院特殊津贴专家、第一、二批全国老中医药专家学术经验继承指导老师，第七届、九届、十届、十一届、十二届全国人大代表、第二届国家国医大师 **唐祖宣**

二〇一五年十月八日

王序

问中医『邪』为何物

『邪』在中医临床学术中是一个核心词汇，它几乎贯穿了中医学的发展历史。但『邪』究竟是一个什么样的东西，『邪』又为什么会出现在中医药学当中？

从字面上讲，『邪』有几层含义，一是『不正当』，如邪说、邪路；二是『不正常』，如邪门儿，邪劲儿；三是中医所指引起疾病的环境或其它外在因素，如风邪、寒邪、淫邪；四是迷信的人指鬼神给予的灾祸。近代以来，关于中医之『邪』的研究，有诸多文献信息可以检索。如著名的《〈黄帝内经〉『邪』概念的学术解读》，其中讲到，『邪』是对致病因素、致病条件及机体反应的综合概括，实质上是一种病因模式。这种解释自有见解。笔者认为，当我们从传统古医籍中，或者说从来自于民间并没有经过系统整理的中医文献中来发现和研究『邪』为何物，似乎更为符合客观历史的发展规律。

传统中医有『祝由科』之史实。黄帝曰：『其无报遇邪气，又无怵惕之所志，卒然而病者，其何致？』此言七情六淫致病因素之外，尚有不可辨识之病。古代中医分为十三科，后又分为十四门（科）。祝由科在十三科中排列第十二，也有说祝由科有十三种方法，又名『辰州法』。这个传说缘自于湘西辰州名叫祝由的这个人，他的法术很厉害，画几道符就能妙手回春。祝由科自元代列入太医院十三科，唐代太医署中也设立有咒禁科。

祝由科之职能，就是不用针灸服药，通过实施祝由之术，移易精神，变换气质，达到治病救人的目的。用现代医学的含义来理解，就是通过心理暗示和催眠法术等，使人的精神疾患得到调整。因为很多疾病的源头在心，由心理因素所带来的器质性病变，如肿瘤、妇女月经紊乱、乳腺病等等，都属于心理病变致病范畴。所以，祝由科才能留传几千年而仍未灭绝。《刘积庆堂家传中医文集》中就有『九龙到海符法』的有关记载。虽然本书不作重点，只是将原图形收录于书中仅作文献存留而已，但这些事实传承下来的有争议的东西，足可以印证人们最早对于『邪』的定义，也就是说，在古人看来，邪是一种灾祸，比如生病，就是灾祸的降临，古人在缺乏驱灾之术的情况下，只有靠心理的强大，靠一种意念来抵御和驱赶外界灾祸。所以，笔者浅见，用『灾祸』来解释中医『邪』为何物似乎更为准确。如风邪，就是伤风或中风带来的灾祸，湿邪，就是由体内湿盛而导致的灾祸……同理，淫邪就是由于纵欲而带来的灾祸。从这个视角来理解『邪』为何物，更符合客观历史的发展规律，更符合社会发展的事实。即便是当代社会，人们也没有完全抛弃咒禁符法这些所谓『封建迷信』的内容。

再如『寒邪』。现代医学赋予伤寒『寒邪』予『病毒』的概念。其实病毒是什么呢，现代医学认为是一种核酸分子（DNA，或RNA），与蛋白质，或者仅仅由蛋白质而构成，个体微小，结构简单，没有细胞结构，连新陈代谢都不能自我实现。但是，现代医学认为，它一旦侵入宿主细胞，就会把『外套』脱掉，借助后者的复制系统，按照致病『病毒』的命令来复制新的病毒。于是，按照现代医学的理念，当一种流行疫病发生的时候，西医就拼命地去找这种病毒的宿主，所以，才有了SARS病毒的宿主是中华菊头蝠，而果子狸只是中间宿主；中东呼吸综合征病毒的宿主是海湾国家的骆驼。

在几千年前，中国的先人把引发疾病的原因定义为『邪』，是因为那个时候只有阴阳五行、五运六气，及天人合一等理论学说存在，那个时候还没有『分子学说』、『分子结构』。所以说，我们不能因为有了现代医学的『分子结构』理论，就否认祖先的病邪定义。难道病毒来了还不是『灾祸』吗？你还是仅仅视它为『病毒』吗？所以说，中医的科学性不能因为一些医学名词的理论定义不同而遭遇简单的科学质疑，又不能因为现代医学概念的流行和普及而自我否定。当你放下这些争议而专注于临床实践和研究的时候，才是真正走上了见识中医科学的正道，而不是因不理解、不了解、自己解释不清而导致的『邪路』！

当我们深入中医临床实践的时候，当我们使用中医药治疗疾病效如桴鼓的时候，才是能够回答中医科学性命题的时候。因为，根据药性归经，对这些中草药进行炮制，有效组合选用所需草药，可以有目的地调整人体气血和脏腑之间的内部循环，使人体各种微循环达到正常状态，表现为各项生理指标达到平衡的正常状态，从而祛除各种病邪的干扰。这不是科学，什么才是科学？由此可以断言，以辨证施治为统领的中医疗法是很科学的微循环理论。试问：现代医学会否定它的微循环学说理论基础吗？

因此，我们可以说，『邪』就是各种致病因素给人们身心健康带来的灾祸。中医祛邪，就是发挥中医辨证法科学理论的作用，发挥中草药的强大的培元固本、扶正祛邪作用，使人体各项生理指标回复或接近到正常的状态，从而达到治愈疾病的过程。

所以说，中医无论是科学定义问题，还是创新发展问题，都不能偏离中医经典论著和临床心得的传承轨道。中医的发展和创新，最终将归宗为临床的发展和创新，因为，唯有中医的临床疗效才能最终决定中医药的前途和命运。中医临床实践和研究是中医所有『祛邪』活动的载体和归宿。

敢问中医『邪』为何物，代表了中医临床实践和研究的治学精神、追求精神。中医药因『善于祛邪』而生存，中医也因能祛邪而造福苍生。这个道理，才是值得中医人毕生追求的精神。

国印先生就是这样的一个有志中医。投入大量精力、财力，将祖传临床效方、心法整理出版，将其公之于众，以贡献于天下中医，福被苍生，其胸怀之大，心想之久远，非明医而难具。清代叶天士，一代大医也，尚以『南阳先生』而自居，他崇尚的，也就是以张仲景学术为代表的中医临床最高境界。而我等生在南阳，长在南阳，行医南阳，这种追求临床学术进步的意志就更不可或缺。在南阳医圈，国印虽年不过五十，但临床能力却为全国各地病家赞赏，实为不可多得之中医人才。国印先生和一大批南阳中青年名医一样，有大胸怀、大气魄、大追求，有实实在在的实践行动，南阳中医后继有人，可喜，可慰！

值此《刘积庆堂家传中医文集》付梓之际，特此闲聊数语，不成敬意，唯愿为南阳中医传承发展大业釜底加薪，燃旺一炉大火，照亮千万病家寻医之路。同时，祝愿国印先生再接再厉，早成大家大业！

第五批全国老中医药专家学术经验继承指导老师、主任中医师、河南省名中医 **王心东**

二〇一五年十月十六日

庞序

从处方看真中医

老百姓评价中医，总是以疗效扬名声。疗效是中医赢得百姓口碑和尊重的基本条件。老百姓不管你是大医院的中医，还是小医院的中医，或者是民间诊所的中医，百姓心里有杆秤，他看中医，是冲着疗效、医德和名望来的，而不是冲着你的门头来的。这不比看西医，看西医是要看医院的级别大小和条件，而看中医则是找中医个人。

这似乎和中医真伪论无甚关联。不急，且听往下说。

当下，中医回归热潮，把中医的地位，推上了大众健康的期望高值。当然，也吸引了一些趋利的目光。于是，各种各样的民营资本呼啸而来，于是，诞生了很多的中医诊疗机构，有一些中医机构是非常高大上——设备先进，环境一流，不乏硕士、博士之『人才』。其实，这是给中医穿上了现代化的『马甲』而已，鲜有此类机构，能够名符其实。细数这些机构，其中又有多少真中医呢？此为一类扛着中医大旗之非真中医。

再是中西医结合之名中医。这里不说谁统一谁，谁科学谁不科学的问题。只希望业医者想一想，假如用纯中医的方法，你能治好哪几类病，哪几种病，丢掉西医的拐杖，你还能不能看病，当然，我们并不反对中西医联合解决临床问题。由此可见，如果丢不掉西医手段看病，特别是不用中医思维看病，你名气再大，也算不上真中医。此为二类。

再有一类，就是混进中医队伍，滥竽充数之流。有中医之名，无中医之道，乏中医仁术。此为三类。

最次者，就是功利思想作遂，为了赚钱，冒充神医，行骗财之术。时下，这类假中医浪迹江湖，败坏中医声誉。此为四类。

当然，这样论说，并不是为了打击别人，抬高朋友。只是时常思考，究竟什么是真中医呢？

『真』和『正』具有同意，货真价实也。正如中医所谓『真伤寒』、『正伤寒』之真意，而非『类』者。既相类，则有别，既非『真』，也不『正』。试想，中华民族繁衍昌盛，数千年来靠的是什么？在民国以前，国人哪里有西医的手段和化学药品来使用呢？全靠望闻问切断生死，自然疗法救苍生。因此，现代管理概念所谓的有证书的中医，是『真中医』，是与当代中医管理条例没有证书者相对而言的概念上的真假，与此论之『真』，尚有天壤之别。

本论的重点，是通过中医处方来研判中医水平的高低，来分析中医『高手』的过人之处，虽不全面，但也可见真中医的真功夫。总结起来，传统中医处方有以下几个方面的真功夫可见一斑：

一、传统处方是诊病在先，方药随后，先辨证，再处方，君、臣、佐、使，分工明晰，药物的品质与炮制，产地与部位，汤方的制备与用法，注意事项与禁忌等，一一注明。

二、书写规范，排列有序，既是一份医疗文书，又是一副书法作品。

三、病人是何情况，或是何病何方，或为专治某病，大夫的思维与智慧尽在处方之中，非现在一般处方所能比拟，更非阿拉伯字母处方所能表现的神韵。

所以，真中医，他要告诉患者的，是一个从辨证论治到收取神功的完整的符合真理逻辑的科学治疗过程，从传统中医处方上，即处处可见真功夫，真精神，真道德。

书归正传。既然是为本书作序，也就不能不论及本书。洋洋两卷家传手稿，其中传统处方处处可见真功夫，真精神，无论处方记述详略，均严谨操守，一丝不苟。个别只有经方之名者，意在不言而喻，也无可挑剔，效方如神，拿来径用可也。

通览本书，可知真中医、真家传之全貌也。国印先生以宝示人，可见真传功夫，令人叹为观止，实是后生可畏，后生可为！先生嘱我作序，故且闲话一篇，与国印先生共勉：唯愿医圣仲景故里，大医辈出，医圣之光，万代传扬！

南阳张仲景医学院中医系主任、教授、主任中医师、河南省名中医、全国优秀中医临床人才 **庞景三**

二〇一五年八月十六日

前言

将家传中医秘技整理出版，发扬光大，一直是编者的一个梦想。或者说是一个伟大的理想。做这件事，是要超脱先祖许多许多的固有的衷告，而且需要自身有一个强大的支撑这种胸怀的气场。没有这种思想境界，怕是很难迈出这个门坎。

然而，家技传承下来的内容，都略显支离破碎而不成体系，怎样入手整理呢？经过反复的论证，我们认为，先祖不是理论家，况且，中医往往忙于临床，是无暇坐下来理论的，能把几代人的心法积累下来，已属不易。家技的最宝贵之处，就在于它的实用性超乎寻常，在于它的心法的独到之处。在于经方运用于临床时的玄机。家书都是小楷毛笔书写，非书法大家之水准，但仍有艺术名家之风骨，有个性之美观，看起来更具真实性还只是其一，阅读、学习与欣赏三者合一，可能才是更好的心灵感怀。因而，保持家传手抄本的原有体例和风貌，成为我们最终选择。

在编写中，由于大部分手抄内容并无句读，所以，我们第一步是将手抄文稿断句，依照医理、文理标示清楚，使之符合当代识读习惯。其中的医学原理，没有再作具体的阐释，是因为，中医在临床上还是有个人的具体认识的，可能在一些学术观点上有相左之处，倘或有所错讹，也不至于因此误人于肘后，留下商酌余地。原手稿中的通假字、错别字，因为当下读者的文化层次都很高，不说也会明白，故不再一一指正，而是在同页译文当中径直改正。对于一些无法识读，或者遗失文字，则用『【】』符号用以指代。有些虽有判读，但编者认为存疑的，则在译书文字的外面加上『【】』符号，供高人参考。

由于编者专业水平有限，中医理论修养有限，古籍认知能力有限，所以，书中难免出现错讹之处，望读者见谅，并敬请不吝指正！

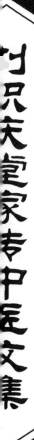

刘国印　二〇一五年七月十八日

总目录

省钱秘方目录

神效家方

轩爻寒之

阴阳论　六变辨

虚实论　寒热论　寒热真假论

脾胃论　鼓胀　水肿

痞症　倒饱　酸嘈

噎嗝　反胃　痢疾

泄泻

降火清胃汤：香附三钱，半夏曲一钱，姜炒，苏子一钱，炒，研，石膏二钱，煅，杏仁五个，黄柏七分，盐炒，黄连五分，姜炒，甘草七分，炙。

治：偏头疼、牙痛，神效　川芎炒，钱半，白芷钱半，川乌制，钱半，细辛一钱，甘草五分，茶叶一两，熬水煎药，薄荷引，入黑糖一两。

治：小儿上吐下泻　藿香二钱，陈皮一钱，白术八分，茯苓一钱，猪苓一钱，黄连姜炒，二分，木香二分，甘草三分，灯心引。

治：肺热咳嗽、声哑、痰涎雍闭　桑皮三钱，炙，桔梗二钱，五味子钱半，麦冬去心，三钱，知母二钱，荆芥穗钱半，橘红二钱，茯苓二钱，诃子皮三钱，甘草三分。入蜜少许，水煎下。

碧丹〇玉丹三分 百草霜半茶匙 玄丹一釐 甘草灰三茶匙 冰片五釐 薄荷去筋 共為末研細 春夏 薄荷多。玉丹少。秋冬 玉丹多。薄荷少。欲出痰 加製牙皂少許。〇喉痺初起。金丹不宜多用。性善走。功能達內。輕症則不能勝藥矣。碧丹消痰消熱。祛風解毒。開喉痺。出痰涎最效。不比金丹迅利。凡喉癰單蛾輕症。止用碧丹。重症金碧合用。初起碧九金一。吹過五管後。碧七金三。症重。金碧各半。痰涎上壅時。金六碧四。因病之輕重。定藥之多寡。最宜斟酌。無痰莫[redacted]浪用。

碧丹：玉丹三分，百草霜半茶匙，玄丹一厘，甘草灰三茶匙，冰片五厘，薄荷去筋，共为末，研细（春夏：薄荷多、玉丹少。秋冬：玉丹多、薄荷少；欲出痰：加制牙皂少许；喉痹初起，金丹不宜多用。性善走，功能达内，轻症则不能胜药矣。）碧丹消痰消热，祛风解毒，开喉痹，出痰涎最效。不比金丹迅利，凡喉痈单蛾轻症，只用碧丹。重症金、碧合用。初起，碧九金一；吹过五管后，碧七金三；症重，金碧各半；痰涎上壅时，金六碧四，因病之轻重，定药之多寡，最宜斟酌。无痰莫用。

又方（吹方）：碧丹二分 玄丹一厘 百草霜五厘 甘草 薄荷 冰片
牙硝三分 硼砂五厘
（蛾碎）牡蠣粉四茶匙 陳米醋一茶盞 調勻。砂鍋內煎數沸，待冷，不時
噙漱，止痛，平腫，效甚。
玉方：明礬碎如豆大，入傾銀罐內，以木炭火煅，不住手攪，無塊為度。
再用好硝打碎，徐徐投下十分之三，再用官硼打碎，亦投下十分之
三，少頃，再投入生礬，俟烊，再入前投硝硼，如是漸增，直待鋪起罐
口高，發如饅頭樣，方止。然後架生炭火，燒至乾枯，用淨瓦一片。

又方（**吹方**）：碧丹二分、玄丹一厘，百草霜五厘，甘草、薄荷、冰片、牙硝三分，硼砂五厘。

蛾碎：牡蛎粉四茶匙，陈米醋一茶盏，调匀，砂锅内煎数沸，待冷，不时噙漱，止痛、平肿效甚。

玉方：明矾碎如豆大，入倾银罐内，以木炭火煅，不住手搅，无块为度。再用好硝打碎，徐徐投下十分之三，再用官硼打碎，亦投十分之三，少倾，再投入生矾，俟烊，再入前，投硝、硼。如是渐增，直待铺起罐口高，发如馒头样，方止。然后架生炭火，烧至干枯，用净瓦一片，

覆罐上，片時取出，將牛黃末少許。用水五、六匙和之，即以匙抄
滴丹上，將罐仍入火烘乾，取下，連罐并瓦，覆在淨地上，用紙蓋之，
再用瓦覆之，過七日收用，留輕鬆無豎紋者用、
玄丹○肥白燈草，用水潤之，瀝透為度，將筆竹套完固者，用水潤之、
以潤紙塞緊一頭，將燈草納管內，以筋築實，漸次塞滿口，用潤
紙封塞，入炭火煅烟絕，管通紅，取出，先潤一磚，將管放磚上，以碗覆之，
待冷取起，剝去外管灰，兩頭紙灰，內燈草灰。黑色成團者佳。

覆罐上，片时取出，将牛黄末，少许，用水五、六匙和之，即以匙抄滴丹上，将罐仍入火烘干，取下，连罐并瓦，覆在净地上，用纸盖之，再用瓦覆之，过七日收用，留轻、松、无竖纹者用。**玄丹：**肥白灯草，用水洇之，沥透为度，将笔竹套完固者，用水洇之，以洇纸塞紧一头，将灯草纳管内，以筋筑实，渐次塞满口，用洇纸封塞，入炭火煅烟绝、管通红，取出，先洇一砖，将管放砖上，以碗覆之，待冷取起，剥去外管灰，两头纸灰，内灯草灰，黑色成团者佳。

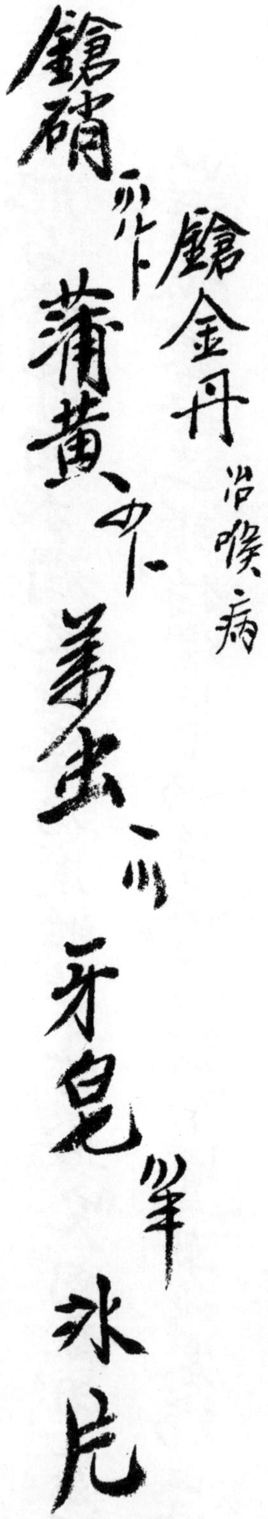

创金丹：治喉病　创硝一钱八分，蒲黄四分，僵虫一钱，牙皂钱半，冰片一分。

明理

萬事不能外乎理。而醫之於理為尤切。散之則理為萬象。會之則理歸一心。夫醫者一心也。病者萬象也。舉萬病之多。則醫道成難。然而萬病之病。不過各得一病耳。譬之北極者。醫之一心也。萬星者。病之萬象也。欲以北極而對萬星。則不勝其對。以北極而對一星。則自有一線之真。彼此相照。何

明理

万事不能外乎理，而医之于理为尤切。散之则理为万象，会之则理归一心。夫医者一心也，病者万象也。举万病之多，则医道成难。然而万兵之病，不过各得一病耳。譬之北极者，医之一心也；万星者，病之万象也。欲以北极而对万星，则不胜其对。以北极而对一星，则自有一线之真。彼此相照，何

得有差。故醫之臨症。必期以我之一心。洞病者之一本。以我之一。對彼之一。既得一真。萬疑俱釋。豈不甚易。一也者理而已矣。苟吾心之理明。則陰者自陰。陽者自陽。焉能相混。陰陽既明。則表與裏對。虛與實對。寒與熱對。明此六辨。明此陰陽。則天下之病。固不能出此八者是編也。列門為八。列方亦為八。蓋古有兵法之八門。于有醫家之八陣。一而八之。所以神變化。八而一之

得有差。故医之临症，必期以我之一心，洞病者之一本。以我之一，对彼此之一。既得一真，万疑俱释，岂不甚易，一也者理而已矣。苟吾心之理明，则阴者自阴，阳者自阳，焉能相混。阴阳既明，则表与里对，虚与实对，寒与热对。明此六辩，明此阴阳，则天下之病，固不能出此八者是编也。列门为八，列方矣为八，盖古有兵法之八门，于有医家之八阵。一而八之所以神变化，八而一之

所以遡淵源。故于於此錄。首言明理。以統陰陽諸論詳中求備。用師八門。夫兵係興亡。醫司性命。執中心學。執先乎此是即曰[redacted]可也。曰[redacted]心亦可也。然[redacted]心。總無非為斯世斯人之謀耳。

陰陽論

凡診病施治。必須先審陰陽。乃為醫道之綱領。陰陽無診。治焉有差。醫道雖繁。而可以一言蔽

所以遡渊源。故于于此录，首言明理，以统阴阳诸论，详中求备。用师八门，夫兵系兴亡，医司性命。执中心学，执先乎此，是即曰可也，曰吾心亦可也。然余人余心，总无非为斯世斯人之谋耳。

阴阳论

凡诊病施治，必须先审阴阳，乃为医道之纲领。阴阳无诊，治焉有差。医道虽繁，而可以一言蔽

之者。曰陰陽而已。故證有陰陽。脈有陰陽。藥有
陰陽。以證而言。則表為陽。裏為陰。熱為陽。寒
為陰。上為陽。下為陰。氣為陽。血為陰。動為陽。靜
為陰。多言者為陽。無聲者為陰。喜明者為陽。欲
暗者為陰。陽微者不能呼。陰微者不能吸。陽病
者不能俯。陰病者不能仰。以脈而言。則浮大滑
數之類皆陽也。沉微細濇之類皆陰也。而藥而
言。則升散者為陽。斂降者為陰。辛熱者為陽。

之者，曰阴阳而已。故证有阴阳，脉有阴阳，药有阴阳。以证而言，则表为阳，里为阴；热为阳，寒为阴；上为阳，下为阴；气为阳，血为阴；动为阳，静为阴；多言者为阳，无声者为阴；喜明者为阳，欲暗者为阴；阳微者不能呼，阴微者不能吸；阳病者不能俯，阴病者不能仰。以脉而言，则浮、大、滑、数之类皆阳也，沉、微、细、濇之类皆阴也。药而言，则升、散者为阳，敛、降者为阴；辛、热者为阳，

苦寒者為陰。行氣分者為陽，行血分者為陰。性動而走者為陽，性靜而守者為陰。此皆醫中之大法。至於陰中復有陽，陽中復有陰，疑似之間，辨須的確。此而不識，極易差訛。是又最為緊要，然總不離於前之數者。但兩氣相兼，則此少彼多，其中更有變化，一皆以理測之，自有顯然可見者。若陽有餘，而更施陽治，則陽愈熾，而陰愈消。陽不足，而更用陰方，則陰愈盛，而陽斯滅矣。設能明徹陰陽，則醫理雖

苦寒者为阴；行气分者为阳，行血分者为阴；性动而走者为阳，性静而守者为阴。此皆医中之大法。至于阴中复有阳，阳中复有阴，疑似之间，辨须的确。此而不识，极易差讹。是又最为紧要，然总不离于前之数者。但两气相兼，则此少彼多，其中更有变化。医皆以理测之，自有显然可见者。若阳有余，而更施阳治，则阳愈炽，而阴愈消。阳不足，而更用阴方，则阴愈盛，而阳斯灭矣。设能明彻阴阳，则医理虽

玄，思过半矣。**道产阴阳**：原同一气，火为水之主，水即火之源。水火原不相离也。何以见之？如水为阴，火为阳，相分冰炭，何谓同原？盖火性本热，使火中无水，其热必极。热极则亡阴，而万物焦枯矣。水性本寒，使水中无火，其寒必极，寒极则亡阳，而万物寂灭矣。此水火之气，果可呼吸相离乎？其在人身，是即元阴元阳，所谓先天之元气也。欲得先

玄。思過半矣。

一道產陰陽。原同一氣。火為水之主。水即火之源。水火原不相離也。何以見之。如水為陰。火為陽。相分冰炭。何謂同原。蓋火性本熱。使火中無水。其熱必極。熱極則亡陰。而萬物焦枯矣。水性本寒。使水中無火。其寒必極。寒極則亡陽。而萬物寂滅矣。此水火之氣。果可呼吸相離乎。其在人身。是即元陰元陽。所謂先天之元氣也。欲得先

天。當思根柢。命門爲受生之竅。爲水火之家。
此先天之北门也。舍此他求。如涉海问津矣。
學者宜識之。
一論陰陽虛實。經曰。陽虛則外寒。陰虛則內熱。
陽勝則外熱。陰勝則內寒。經云。陽氣有餘爲
身熱無汗。此言表邪之實也。又曰。陰氣有餘爲
多汗身寒。此言陽氣之虛也。仲景曰。發熱惡寒
發於陽。無熱惡寒發於陰。又曰。極寒反汗出。

天，当思根底。命门为受生之窍，为水火之家，此先天之【】门也。舍此他求，如涉海问津矣，学者宜识之。**论阴阳虚实**：经曰：阳虚则外寒，阴虚则内热，阳胜则外热，阴胜则内寒。经云：阳气有余，为身热无汗。此言表邪之实也。又有：阴气有余，为多汗身寒。此言阴气之虚也。又曰：阴气有余，为多汗身寒。此言阴气之虚也。仲景曰：发热恶寒，发于阳；无热恶寒，发于阴。又曰：极寒反汗出，

身必冷如水。此與經旨義相上下。一經曰陰勝則陽病，陽勝則陰病，陽勝則熱，陰勝則寒。

六辨

六變者，表、裏、寒、熱、虛、實也。是即醫中之關鍵。明此六者，萬病皆指諸掌矣。以表言之，則風、寒、暑、濕、火、燥，感於外者是也；以裏言之，則七情勞慾飲食，傷於內者是也。寒者陰之類也，或為內寒，或為外寒，寒者多虛。熱者陽之類也，

身必冷如水。此与经旨义相上下。

六辨

六变者，表、里、寒、热、虚、实也。是即医中之关键。明此六者，万病皆指诸掌矣。以表言之，则风、寒、暑、湿、火、燥，感于外者是也；以里言之，则七情劳欲饮食，伤于内者是也。寒者阴之类也，或为内寒，或为外寒，寒者多虚。热者阳之类也，

或爲內熱，或爲外熱，熱者多實。虛者正氣不足也。內出之病多不足。實者邪氣有餘也。外入之病多有餘。六者之詳，條列如左。

虛實論

虛實者，有餘不足也。有表裏之虛實，有氣血之虛實，有臟腑之虛實，有陰陽之虛實。凡外入之病多有餘，內出之病多不足。實言邪氣，實則當瀉。虛言正氣，虛則當補。凡欲

或为内热，或为外热，热者多实。虚者正气不足也。内出之病多不足。实者邪气有余也，外入之病多有余。六者之详，条列如左。

虚实论

虚实者，有余、不足也。有表里之虚实，有气血之虚实，有脏腑之虚实，有阴阳之虚实。凡外入 之病多有余，内出之病多不足。实言邪气，实则当泻。虚言正气，虚则当补。凡欲

察虛實者。為欲知根本之何如。攻補之宜否耳。夫疾病之實。固為可慮。而元氣之虛。應尤甚焉。故凡診病者。必當先察元氣為主。而後求疾病。若實而誤補。隨可解救。虛而誤攻。不可生矣。然總之虛實之要。莫逆乎脈。如脈之真有力。真有神者。方是真實症。脈之似有力。似有神者。便是假實症。矧脈之無力無神。以至全無力。全無神者哉。臨

察虚实者，为欲知根本之何如，攻补之宜否耳 。夫疾病之实，固为可应，而元气之虚，应有甚焉。故凡诊病者，必当先察元气为主，而后求疾病。若实而误补，虽可解救，虚而误攻，不可生矣。然总之，虚实之要，莫外乎脉。如脉之真有力、真有神者，方是真实症，脉之似有力，似有神者，便是假实症。矧脉之无力、无神，以致全无力、全无神者哉。

症者萬毋忽此。

寒熱論

寒熱者，陰陽之化也。陰不足則陽勝之，其變為熱。陽不足則陰勝之，其變為寒。故陰勝則陽病，陰勝為寒也。陽勝則陰病，陽勝為熱也。熱極則生寒（陽證似陰），因熱之甚也。寒極則生熱（陰證似陽），因寒之甚也。陽虛則外寒，寒必傷陽也。陰虛則內熱，熱必傷陰也。陽勝則外熱，陽歸陽分也。陰盛

临症者万毋忽此。

寒热论

寒热者，阴阳之化也。阴不足，则阳胜之，其变为热。阳不足，则阴胜之，其变为寒，故阴胜则阳病。阳胜为寒也，阳胜则阴病，阳胜为热也。热极则生寒（阳证似阴），因热之甚也。寒极则生热（阴证似阳），因寒之甚也。阳虚则外寒，寒必伤阳也，阴虚则内热，热必伤阴也。阳胜则外热，阳归阳分也。阴盛

则内寒，阴归阴分也。寒则伤形，形言表也。热则伤气，气言李也。故火胜之时，阳有余，而热病生。水旺之令，阳不足，而寒病起。人事之病，由于内，气交之病，由于外。寒热之表里当知。寒热之虚实，亦不可不辨。真寒之脉，必迟弱无神，真热之脉，必滑实有力。

寒热真假论

寒热有真假者，阴证似阳，阳证似阴也。盖阴極反能躁熱。乃内寒而外熱。即真寒假熱也。陽極反能寒厥。乃内熱而外寒。即真熱假寒也。假熱者最忌寒涼。假寒者最忌溫熱。察此之法。當專以脉之虛實强弱爲主。

极反能燥热，乃内寒而外热，即真寒假热也。阳极反能寒厥，乃内热而外寒，即真热假寒也。假热者，最忌寒凉。假寒者，最忌温热。察此之法，当专以脉之虚实强弱为主。

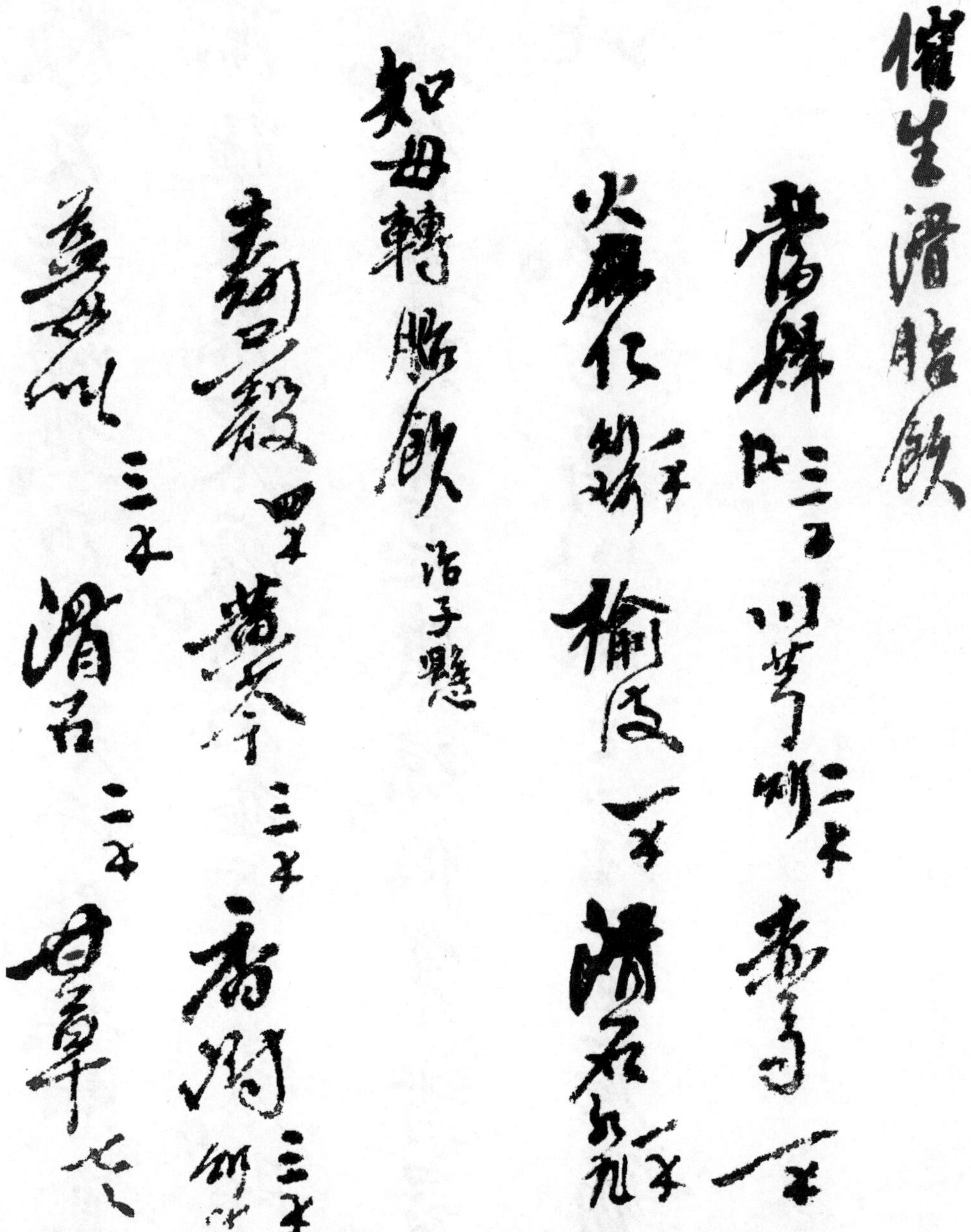

催生滑胎饮

当归三钱，酒，川芎二钱，炒，赤芍一钱，只谷二钱麸炒，火麻仁一钱炒研，榆皮一钱，滑石一钱，水飞，益母草五钱。**知母转胎饮 治：子悬** 只谷麸炒，四钱，黄芩三钱，香附三钱，炒研，知母二钱，益母草三钱，滑石二钱，甘草七分，分二服空心服。

脾胃論

脾為五臟之本。乃倉廩之官。胃為六腑之源。乃水穀之海。然胃主司納。脾主運化。一納一化。相循不息。化生氣血。滋榮脈絡。四肢百骸。五臟六腑。皆賴此以養之也。東垣云：人之脾胃盛。則多食而不傷。過時而不飢。脾胃衰。則多食而傷。少食而瘦。過時而飢。此脾胃盛衰之不同耳。若人不善攝生。飲食不節。寒暑不調。喜怒失常。勞役無度。未有不損其脾胃者。

脾胃论

脾胃，五脏之本，乃仓廪之官。胃为六腑之源，乃水谷之海。然胃主司纳，脾主运化，一纳一化，相循不息，化生气血，滋荣脉络，四肢百骸，五脏六腑，皆赖此以养之也。东垣云：人之脾胃盛，则多食而不伤，过时而不饥。脾胃衰，则多食而伤，少食而瘦，过时而饥，此脾胃盛衰之不同耳。若人不善摄生，饮食不节，寒暑不调，喜怒失常，劳逸无度，未有不损之脾胃者也。

经云：饮食劳倦则伤脾胃。脾土即伤，不能轮运，则气血、精神由此而日亏，脏腑脉络由此而日损。肌肉形骸由此而日削。故有怠惰嗜卧、四肢无力、面色萎黄，食【】消瘅，胀满泄痢之病生焉。此脾胃不可调理也。

鼓胀（若脐突出、见青筋，皮光如油，主不治）按：鼓胀，经云：浊气则上，则生【】胀。又云：脏寒生满病，故鼓胀者，虽属脾胃虚弱，其原则实由于肾。

也。經云、飲食勞倦則傷脾胃。脾土既傷。不能輪運。則氣血精神由此而日虧。臟腑脈絡由此而日損。肌肉形體由此而日削。故有怠惰嗜卧。四肢無力。面色痿黄。食依消癉。脹滿泄痢之病生焉。此脾胃不可不調理也。

鼓脹 若臍突出見青筋皮光如油主不治

按鼓脹。經云濁氣則上。則生䐜脹。又云臟寒生滿病。故鼓脹者。雖屬脾胃虚弱。其原則實由于腎。

腎雖水臟。而命門之火寄焉。火能生土。金下有火
鍋飯自熟。若命門火勝。則元陽自能健運。何有
聚而不散。為脹為滿乎。今命門火衰。真陽微。
而脾土弱。不能運化津液。聚而不散。脹滿生焉。
故欲補土者。尤莫如補腎中之真火。火勝則土强。
而脹自愈矣。
按：氣填胸膈而喘。經云：濁氣在上。則下必虛。當責之
腎。腎之真陽浮越。不能還原。治宜大補真陽。真

肾虽水脏，而命门之火寄焉。火能生土，金下有火，锅饭自熟。若命门火胜，则元阳自能健运。何有聚而不散。为胀、为满乎？今命门火衰，真阳微，而脾土弱，不能运化津液，聚而不散，胀满生焉。故，欲补土者，尤莫如补肾中之真火，火胜则土强，而胀自愈矣。按：气填胸隔而喘，经云：浊气在上，则下必虚。当责之肾。肾之真阳浮越，不能还原，治宜大补真阳。真

陽一旺。則膀胱之氣亦壯。自能吸胸中之氣以下行。宜八味湯加五味、牛夕，大劑煎服。按：單鼓脹。乃脾虛之甚。必大劑參朮桂附。下元虛寒者。金匱腎氣丸大劑作湯。初服必脹悶難當。久則正氣旺。而得健運之權。則氣歸者自歸。行者自行。如土在雨中則為泥。得初風暖月。則濕去而陽和。自得萬物生長矣。何患脹之不除哉。乃內經塞因塞用之法。少用則滋壅

阳一旺，则膀胱之气亦壮。自能吸胸中之气以下行。宜八味汤加五味、牛膝，大剂煎服。按：单鼓胀，乃脾虚之甚，必大剂参术、桂、附。下元虚寒者，金匮肾气丸大剂作汤。初服必胀闷难当，久则正气旺，而得健运之权，则气归者自归，行者自行。如土在雨中则为泥，阳出风暖日，则湿去而阳和，自得万物生长矣。何患胀之不除哉。乃《内经》塞因塞用之法，少用则滋壅

于上。多胀则峻补于下，盖中州虚之滞必软，大补而流通其气。诸药甘湿，温能通行也。至于开鬼门。发汗、洁净府、利水，皆治标而不治本也。脉应于寸口，脉大坚以濇者，胀也。邪盛则大，邪实则坚，气血虚而不流利曰濇。洪大之脉，阴气必衰，坚强之脉，胃气必损，故大坚以濇，病当为胀。

金匮肾气丸：治脾、肺、胃俱虚、遍身肿胀、小水不利、痰气喘急。然此不救。大熟地四两，白茯苓三两，乳汁拌，熟附子五钱，牛膝一两，酒炒，肉桂一两，车前一两，炒，山药一两，炒，山茱萸一两，酒煎，丹皮一两，酒炒，炼蜜为丸，桐子大，每服四、五钱，白汤送下，脉实大者可治，虚微者难治。

六君子汤：治脾虚、鼓胀、手足倦怠、短气、泄泻者。人参、白术、白茯苓、半夏、陈皮、甘草、生姜水煎服。一方加当归、白蔻仁、桔梗尤妙。初服则胀，久服则通。经曰：塞因塞用者，此也。

如脾胃虛弱，只宜補中行濕分消。行濕補中湯 人參 白朮 蒼朮 茯苓 陳皮 厚朴 黃芩 麥冬 澤瀉 水煎 氣不運加木香朮通 脹是內脹，而外無形。經曰：濁氣在上，則生䐜脹。食痰鬱氣居多。因飲食不節，胃雖受盛，脾虛不運，清濁混集，遂道壅塞，鬱而為熱，熱留為濕，濕熱合，而鬱氣則脹，倦怠惡食，食作酸，發噯腹疼，香砂和中湯。

如脾胃虚弱，只宜补中行湿分消。**行湿补中汤**：人参、白术、苍术、茯苓、陈皮、厚朴、黄芩、麦冬、泽泻，水煎，气不运加木香、术、通。胀是内胀，而外无形。经曰：浊气在上，则生【】胀，食痰郁气居多。因饮食不节，胃虽受盛，脾虚不运，清浊混集，遂道壅塞，郁而为热，热留为湿，湿热合，而郁气则胀，倦怠恶食，食作酸，发嗳腹疼，香砂和中汤。

平胃散：苍术、厚朴、陈皮、甘草，加藿香、砂仁、半夏、茯神、香附、枳实、黄连、曲卜，姜煎，吐酸以吴萸炒连。单气胀卧不下，宜降气。

苏子降气汤：**治**：虚阳上攻致气不得升降，上盛下虚，痰涎，壅闭，喘嘘不利。苏子、陈皮、半夏、前胡、厚朴、当归肉桂、甘草、生姜，水煎。

香砂和中汤：**治**：心腹胀满，因干食伤脾胃，湿痰

氣鬱食積而作脹也
蒼朮 厚朴 陳皮 藿香 砂仁 茯苓 半夏
青皮 只實 神麯 山查 白朮 甘草
姜引
木香消脹丸 治男婦因於氣惱而心脹滿或痰嗽
喘急者於常見因氣而作脹滿者甚多此方主之
木香二錢半 檳榔五錢 陳皮一兩 大腹皮一兩
桑白皮一兩 山楂子炒一兩 香附炒一兩 萊菔子炒二兩

气郁，食积而作胀也。苍术、厚朴、陈皮、藿香、砂仁、茯苓、半夏、青皮、枳实、神曲、山查、白术、甘草，姜引。

木香消胀丸：治：男、妇因于气恼而心胀满，或痰嗽喘急者，于常见因气而作胀满者甚多，此方主之。木香二钱半，槟榔五钱，陈皮一两，大腹皮一两，只谷一两，麸炒，桑白皮一两，山楂子一两，炒，香附一两，炒，莱菔子二两，炒，共为细末，水煮稀，神曲糊为丸，如桐子大，每服五、七十丸，淡姜送下。

朴香汤：治：老人、虚人中寒下虚，心腹膨胀，不喜饮食，脉浮迟而弱，此名寒胀。经曰：脏寒生满病是也。川厚朴五钱，姜汁炒，附子三钱八分，木香钱半，姜、枣水煎，热服。如脾胃虚弱，肚腹鼓胀，遍身浮肿，按之成窠，右寸脉沉细无力，此脾肺虚寒之症。治以

八味丸或金匱腎氣丸以補腎中之真火火旺
則土強而脹自愈矣
八味湯 熟地 山藥 山萸 茯苓 丹皮 澤瀉 附子 肉桂
一論濁氣在上則生䐜脹清氣在下則生飧泄宜
木香順氣湯 厚朴 青皮 陳皮 益智 澤瀉
乾姜 茯苓 半夏 吳萸 當歸 蒼朮 白朮 柴胡
升麻 草蔻仁 水煎温服忌生冷硬物
滿是中滿猶掘坑而填土也內滿而外亦形按之不動

八味丸或金匮肾气丸，以补肾中之真火。火旺则土强，而胀自愈矣。

八味汤：熟地、山药、山萸、茯苓、丹皮、泽泻、附子、肉桂。论：浊气在上则生【】胀，清气在下则生泻泄，宜**木香顺气汤：**厚朴、山查、青皮、陈皮、益智二钱，泽泻干姜、茯苓、半夏、吴萸、当归、苍术、白术、柴胡、升麻、草寇仁、水煎温服，忌生冷硬物。满是中满，犹掘坑而填土也，内满而外亦形，按之不动

而疼血氣水也

化血丸 主血滿 他名血鱉 婦人有之按之疼

三稜 莪术 干漆 牛膝生 肉桂 虻虫 鱉甲 地鱉

大黃共爲細末用生地汁米醋打勻和丸桐子大童便下十丸

如氣鼓腹見痛是氣滯用木香順氣湯

木香 厚朴 香附 檳榔 陳皮

蒼术 青皮 只穀 砂仁 甘草 姜煎

病痊愈之後用金匱腎氣丸補中益氣湯補之

而疼，血气水也。**化血丸：**主血满，（他名血鳖），妇人有之，按之疼。三棱、莪术、干漆、牛膝生、肉桂、虻虫、鳖甲、地鳖、大黄，共为细末，用生地汁、米醋打匀，和丸，桐子大，童便下十丸。如气鼓，腹见痛，是气滞，用木香顺气汤。木香、厚朴、香附、槟榔、陈皮、苍术、青皮、只谷、砂仁、甘草，姜煎。病痊愈之后，用金匮肾气丸、补中益气汤补之。

如治鼓脹。先斷鹽味。以調和氣血。而兼治肝爲主。水鼓明。氣鼓青。食鼓黄。血鼓則有血紋矣。

夫鼓脹者由脾虚不能制水水反勝土水穀不運氣不宣流故令中滿旦食不能暮食其脉沉實而滑

宜服鷄矢醴酒下之

鷄屎白臘月收白鷄烏鷄者良以袋盛酒三斤入内

釀之漬七日温服三杯日三次或爲末酒和下亦可

按腹脹屬熱精氣不滲入膀胱别走於腑溢于皮裏

如治鼓胀，先断盐味，以调和气血，而兼治肝为主。水鼓明、气鼓青、食鼓黄、血鼓则有血纹矣。夫鼓胀者，有脾虚不能制水，水反胜土，水谷不运，气不宜流，故令中满，旦食不能暮食，其脉沉实而滑，宜服**鸡矢醴酒**下之：鸡屎白，腊月收白鸡、乌鸡者良，以袋盛酒三斤入内酿之，渍七日，温服三杯，日三次，后为末，酒和下亦可。**按**：腹胀属热，精气不渗入膀胱，别走于腑，溢于皮里膜外，故成胀满，小便短涩。鸡屎性寒，利小便又下气消积，故治鼓胀有殊功，诚万金不传之宝。此岐伯神方也。

牵牛酒：治：一切肚腹四肢肿胀，不拘鼓胀、气胀、水胀、湿胀等。鸡屎一升，炒黄，以酒二碗入内，煮一碗，纽汁饮之，少顿，腹内大转动，利下，自脚皮皱消也，未消尽，隔日再服，愈后淡粥调理。**方治鼓胀：**鸡屎白、桃仁、大黄各一钱，水煎服。

膜外故成脹滿小便短澁鷄矢性寒利小便又下氣消積故治鼓脹有殊功誠萬金不傳之寶此岐伯神方也
牽牛酒治一切肚腹四肢腫脹不拘鼓脹氣脹水脹濕脹等 鷄屎白一升炒黃 以酒二碗入內煮一碗紐汁飲之少頓腹內大轉動利下自腳皮皺消也未消盡隔日再服愈後淡粥調理
一方治鼓脹 鷄屎白 桃仁 大黃各一錢 水煎服

水腫

水腫、腫主濕。濕必兼熱。猶蒸饅首。然得火則發胖。乃是肚腹蘊積濕熱之毒。以致傳送之竅門不開。膠固於中。無所發泄。故隨氣流於皮膚。充溢而成腫。其原由於脾虛不運。故經曰：主濕腫滿。皆主于脾。大法宜健脾導水。今脾健旺。則腫自然平復。蓋腫有頭面手足肚腹之分。又有虛實之別。男從上往下腫為順。反者為逆。女從下往上腫為順。反者為逆。

水肿：肿主湿，湿必兼热，犹蒸馒头，然得火必发胖，乃是肚腹蕴积湿热之毒，以致传送之窍门不开，胶固于中，无所发泄，故随气流于皮肤，充溢而成肿。其原由于脾虚不运，故经曰：主湿肿满，皆主于脾，大法宜健脾导水，令脾健旺，则肿自然平复。盖肿有头面、手足、肚腹之分，又有虚实之别。男从上往下肿为顺，反者为逆。女从下往上肿为顺，反者为逆。

不必深究。但肚肿脐突出，主脾绝，面黑主肝绝，眉凸起主肺绝，手无纹主心绝，足下肿【】，主肾绝。囟硬主血绝，皆不治。脉强生，弱则死。单肚肿，按之随手而起，是阳旺也，其人必烦渴。大便燥，而小便涩，身热脉沉数，宜服：八正散 治：大小便闭结。膀胱热则小碧昂不利。

滑石、苣麦、泽泻、木通、栀子、大黄、车前子、甘草，水煎。

如按之有窠不起是阳衰不渴大便溏而小便少
身不热脉沉迟宜服
胃苓汤 苍术 陈皮 厚朴 白术 茯苓
猪苓 泽泻 甘草 肉桂 水煎 不愈宜
补中益气汤加茯苓泽泻
健脾分消饮凡肿见大便泄泻者危
人参 白术 苍术 厚朴 腹皮 陈皮
茯苓 黄芩 泽泻 砂仁 草果仁 甘草

如按之有窠不起，是阳衰，不渴，大便溏而小便少，身不热，脉沉迟，宜服。

胃苓汤： 苍术、陈皮、厚朴、白术、茯苓、猪苓、泽泻、甘草、肉桂，水煎，不愈宜：补中益气汤加茯苓、泽泻。

健脾分消饮： 凡肿，见大便泄泻者危。人参、白术、苍术、厚朴、腹皮、陈皮、茯苓、黄芩、泽泻、砂仁、草果仁、甘草，姜枣煎。血虚在日，晚甚者，加当归、川芎，气下陷，补中益气汤，或服调中健脾丸，实脾肿自消。如脾胃虚寒不运者，以金匮肾气丸加炮姜。

补中益气汤：人参、黄芪、白术、柴胡、当归、升麻、炙草，姜枣水煎。

陈皮调中健脾丸，治：单腹胀气及脾虚肿满、隔间闭寒，或胃口作疼，此补中有消之意也。炙黄芪、人参、白术、茯苓、陈皮、半夏、

姜枣煎血虚在日晚甚者加当归川芎气下陷
补中益气汤或服调中健脾丸实脾肿自消
如脾胃虚寒不运者以金匮肾气丸加炮姜
补中益气汤 人参 黄芪 白术 柴胡
当归 升麻 炙草 姜枣水煎
陈皮调中健脾丸治单腹胀及脾虚肿满膈间闭塞或
胃口作疼此补中有消之意也
炙黄芪 人参 白术 茯苓 陈皮 半夏

苍术、香附子、白芍、苏子、莱菔子、黄连、山查、薏苡仁、泽泻、沉香、草蔻、五加皮，共为细末，大腹皮煎汤，打黄米糊为丸，桐子大，每服百丸，日三服。

大橘皮汤治：湿热内攻，心腹胀满，并水肿，小便不利、大便滑。白术、姜三枣一，煎服。

葶苈木香汤治：湿热内外肿、腹胀、大便滑、小便赤涩。白术、茯苓、猪苓、泽泻、葶苈子、木香、滑石、官桂。

葶苈散治男妇水肿不得安宁

葶苈 木香 厚朴 木通 白术 茯苓

猪苓 泽泻 官桂 甘草 水二姜三枣三煎

一方有滑石无厚朴

单头面肿头为主阳之会风兼湿也其脉浮数以

败毒散加防风只实

单腿足肿肿而赤裂流黄水热如火燎是湿热以

二妙散 苍术 黄柏

葶苈散：治：男、妇水肿不得安宁葶苈子、木香、厚朴、木通、白术、茯苓、猪苓、泽泻、官桂、甘草、水二姜三枣三，煎。一方有滑石无厚朴。单头面肿，头为主阳之会，风兼温也，其脉浮、数，以败毒散加防风、枳实。单腿足肿，肿而赤裂流黄水，热如火燎，是湿热，以

二妙散：苍术、黄柏。

腫有前半日腫至日夕漸消是陽盛宜抑陽流濕
腫有後半日漸腫至夜半漸消是陽氣下陷補宜升提
單手腫有濕也健脾流濕無汗而疼濕兼火也
如肚腫滿皮膚光亮如燈是水停不流宜服
五皮散取其以皮行皮辛以散之淡以滲之行之
桑白皮 茯苓皮 大腹皮 生姜皮 橘皮
水煎日三服 草菓皮 木通皮 丹皮任加
一方治肚腫

肿有前半日肿，至日夕渐消，是阳盛，宜抑阳流湿。肿有后半日渐肿，至夜半渐消，是阳气下陷，补宜升提。单手肿，有湿也。健脾流湿，无汗而疼，湿兼火也。如肚肿满，皮肤光亮如灯，是水停不流，宜服

五皮散：取其以皮行皮，辛以散之，淡以渗之行之。桑白皮、茯苓皮、大腹皮、生姜皮、橘皮，水煎，日三服，草果皮、木通皮、丹皮任加。一方治肚肿。

金蟾酒 大蛤蟆二个，入猪肚内，以陈酒煮半日，取出，去蛤蟆，吃肚饮酒，少倾，大便、屁如雷，水下肿消。加砂仁一两尤妙，或加胡椒亦可。

开鬼门、洁净府： 单腰以上肿，宜发汗：麻黄、苍术、恙活、独活、防风、葱白水煎。单腰以下肿，宜利便：桑皮、泽泻、猪苓、茯苓、木通、海藻、浮萍。

金蟾酒　大蝦蟆二个入猪肚内以陳酒煮半日
取出去蝦蟆吃肚飲酒少頃大便屁如雷水下腫消
加砂仁一两尤妙或加胡椒亦可

開鬼門　單腰已上腫宜發汗麻黄蒼术羌活獨活防風葱白水煎

潔淨府　單腰已下腫宜利便桑皮澤瀉猪苓茯苓木通海藻浮萍

痞症

痞不通泰也。内觉闷滞。俗曰虚饱闷胀是也。病原：火与食湿痰停凝。作痞也。只实　黄连　厚朴　腹皮　砂仁　神曲　香附　青皮　半夏　对症之品。至于病后痞。悮下痞。均作虚看。

痞是不通泰实闷也。非痞满。内觉痞闷而外无满之形。因食痰湿热郁积不得施化而成。法宜

加味二陈汤　陈皮　半夏　伏苓　只实　黄连　神曲

痞症

痞不通泰也，内觉闷滞，俗曰虚饱、闷胀是也。病原：火与食、湿、痰停凝，作痞也。枳实、黄连、厚朴、腹皮、砂仁、神曲、香附、青皮、半夏，对症之品。至于病后痞，勿下痞，均作虚看。痞是不通泰、实闷也，非痞满。内觉痞闷而外无满之形，因食、痰、湿、热郁积不得施化而成。法宜**加味二陈汤**：陈皮、半夏、伏苓、枳实、黄连、神曲

砂仁　山查　青皮　澤瀉　木香　甘草

胸痞是熱痰宜只實黃連瓜蔞仁有因瀉泄下虛上盛作痞在心下或在胸中是熱氣只宜只實黃連生香附降之有痰宜小陷胸湯瓜蔞半夏黃連有傷寒下早胸痞者宜只殼桔梗蘇梗有下多亡陰作痞者宜四物湯加參苓白朮升麻柴胡佐陳皮只穀疏之有大病之後元氣未復而胸痞吸吸短氣宜補中湯加只實細酌之

砂仁、山查、青皮、泽泻、木香、甘草。胸痞是热痰，宜枳实、黄连、瓜蒌仁。有因泻泄下虚上盛作痞，在心下或在胸中，是热气，只宜枳实、黄连、生香附降之。有痰，宜**小陷胸汤**：瓜蒌仁、半夏、黄连。有伤寒下早胸痞者，宜枳实、桔梗、苏梗。有下多亡阴作痞者，宜四物汤加参、苓、白术、升麻、柴胡，佐陈皮、只谷疏之。有大病之后元气未复而胸痞，吸吸短气，宜补中汤枳实，细酌之。

心下痞堅如盤者服只朮丸 白朮三兩 只實一兩
虛痞大便不實者四君子湯 人參 白朮 茯苓 炙草加陳皮白芍

倒飽

倒飽係脾虛脾在胃左與胃同膜常動動在磨胃食而消化脾弱不動故食不化巳午食至申酉而反上倒飽也
六君子湯 人參 白朮 茯苓 陳皮 半夏 炙草
姜棗煎加木香炮姜以助陽白芍以斂陰

心下痞坚如磐者，服**枳术丸**：白术三两、枳实一两。虚痞、大便不实者，**四君子汤**：人参、白术、茯苓、炙草，加陈皮、白芍。

倒饱

倒饱系脾虚。脾在胃左，与胃同膜，常动动在磨胃食而消化。脾弱不动，故食不化，已午食，至申酉而反上倒饱也。**六君子汤**：人参、白术、茯苓、陈皮、半夏、炙草，姜、枣，煎，加木香、炮姜以助阳，白芍以敛阴。

亦有命火衰弱不能熏蒸腐化，法宜釜底加薪，锅饭自熟。

八味汤：熟地二钱，山药三钱，山萸钱半，茯苓一钱，附子五分，肉桂一钱，炮姜五分，煎。减去丹皮，恐损胃气也，去泽泻恐伤阴气也，去二味而补愈得力。又有脾气郁而食至下脘不得下流而逆上，法宜健脾兼以解郁，上六君子汤加香附、砂仁、川芎。如伤食，必有嗳腐作酸之象。

亦有命火衰弱不能熏蒸腐化法宜釜底加薪
鍋飯自熟
八味湯 熟地二錢 山藥三錢 山萸錢半 茯苓一錢 附子五分 肉桂一錢 炮姜五分
水煎減去丹皮恐損胃氣也去澤瀉恐傷陰氣也
去二味而補愈得力
又有脾氣鬱而食至下脘不得下流而逆上法宜
健脾兼以解鬱上六君子湯加香附砂仁川芎
如傷食必有噯腐作酸之象

平胃散　蒼术　陳皮　厚朴　炙草　加枳實砂仁川芎神麯麦芽作酸加吳茱萸熱加黃連以吳茱萸炒

作酸嘈雜

作酸嘈雜其由一也。當作一路論法。但作酸不嘈。嘈必兼酸。其原由脾虛不運。木乘虛而來侮。雜字要看。酸嘈皆有雜起何也。蓋胃為水穀之海。一切生冷烹煮等物食之胃俱盛受曰雜。全賴脾運。今既脾虛。運用不開。朝傷暮損。釀成清痰稠

平胃散：苍术、陈皮、厚朴、炙草，加枳实、砂仁、川芎、神曲、麦芽，作酸加吴萸，热加黄连以吴萸炒。

作酸、嘈杂 其由一也，当作一路论法。但作酸不嘈，嘈必兼酸，其原由脾虚不运，木乘虚而来侮。杂字要看。酸、嘈皆有杂起，何也？盖胃为水谷之海，一切生冷烹煮等物食之，胃俱盛受，曰杂，全赖脾运。今即脾虚，运用不开，朝伤暮损，酿成清痰、稠

饮，留滞中宫，郁以为热，热久为湿，湿热合，而酸、嘈作焉。酸因何而酸？由火作也，犹作浆木，然非火不成，故曰肝木之味，木狭相火化酸也。嘈因何而嘈？由杂挟火而嘈也，犹炮非火不响，故曰肝木摇动土，燥扰不宁，成嘈也。日日刺心，朝朝懊侬，渐成反胃噎膈，必在斯矣。

作酸治法：当顺其性而折之吴萸，妙药也。

二陈汤：陈皮、半夏、茯苓、甘草加苍术、神曲、黄连、吴萸，姜煎，湿热行自愈。

飲。留滯中宮。鬱久為熱。熱久為濕。濕熱合而酸嘈作焉。酸因何而酸。由火而作也。猶作漿水。然非火不成。故曰肝木之味。木挾相火化酸也。嘈因何而嘈。由雜挾火而嘈也。猶炮非火不响。故曰肝木搖動中土。燥擾不寧成嘈也。日日刺心。朝朝懊憹。漸成反胃噎膈。必在斯矣。

作酸治法當順其性而折之吳茱萸妙藥也

二陳湯 陳皮 半夏 茯苓 甘草加蒼术神曲黄連吳茱萸 湿热行自痊

嘈雜治法務治痰飲先須平木補土土健木平自安康

健脾定嘈湯 蒼朮 白朮二者健脾以除濕 南星以行痰 半夏燥痰以和胃 黃連降心火 黃芩降肺火 梔子降肺火 石膏降胃火 陳皮利氣以行痰 白芍以斂陰 甘草實脾瀉火 姜煎

噎膈反胃

余按諸書分地界不清故施方多不合病原。令後人尊之。往往夭傷。觀張潔古分上中下三焦。上吐

嘈杂治法，务治痰饮，先须平木衬土，土健木平自安康。

健脾定嘈汤： 苍术、白术二者健脾除湿，南星以行痰，半夏燥痰以和胃，黄连降心火，黄芩降肺火、栀子降肺火，石膏降胃火，陈皮利气行痰，白芍以敛阴，甘草实脾泻火，姜煎。

噎膈反胃： 余按：诸书分地界不清，故施方多不合病原，令后人尊之，牲牲夭伤。观张洁古，分上、中、下三焦，上吐

從氣。中吐從積，反胃是也。下吐從寒，翻胃是也。伊均主命门火衰。按王太僕云：食入即吐是火盛水衰，宜益水，屬噎膈反胃。食久始吐，是水盛火衰，宜益火，屬翻胃。二子之論久通。蓋噎在吸门，膈在膈膜，反胃在胃口，翻胃在大腸上口，何得言之錯亂？又按張子和引内經三陽結為膈，所以噎食不下。縱下復出，總主乎火，似有理，施方主乎承氣，方是三陽熱結之方，而論殊乖，何也？三陽熱結

从气。中吐从积，反胃是也。下吐从寒，翻胃是也。伊均主命门火衰。按：王太僕云：食入即吐是火盛，水衰，宜益水，属噎膈反胃。食久始吐，是水盛火衰，宜益火，属翻胃。二子之论久通。盖噎在吸门，膈在膈膜，翻胃在大肠上口，何得言之错乱？又按：张子和，引《内经》三阳结为膈，所以噎食不下，纵下复出，总主乎火，似有理，施方主乎承气，方是三阳热结之方，而论殊乖，何也？三阳热结

在大腸只可言翻胃不可言噎膈又按朱丹溪云
主内火炎上胃脘乾槁槁在上水可入食難下曰噎
疑是膈膈在胃口上也不是噎噎在吸门也又曰槁在
下食可入久復出名反胃槁在下正與胃脘相合
久復出名反胃不合至理疑該是三陽結久復出
名翻胃者是又曰俱見大便閉結正合此耳尊生
書云火逆因成噎膈亦不分地界幸有火逆二字可
取余意評之火隨氣行冲上結下均有按此症多

在大肠，只可言翻胃，不可言噎膈。又按：朱丹溪云：主内火炎上，胃脘干槁，槁在上水可入，食难下曰噎，疑是膈，膈在胃口上也。不是噎，噎在吸门也。又曰：槁在下，食可入久复出，名反胃。槁在下正与胃脘相合，久复出，名反胃，不合至理，疑该是三阳结。久复出，名翻胃者是。又曰：俱见大便闭结正合此耳。《尊生》书云：火逆因成噎膈，亦不分地界。幸有『火逆』二字可取。余意评之，火随气行，冲上结下均有。按：此症多是細人。憂思遭際逆景膠阻於心。損傷脾胃。五志火起所致。治當健脾養血開鬱消痰加以清熱潤燥之品。尤要病者舒志戒慾怒。勿憂思煩勞傷。平心優蕩始平安無事。

噎膈、反胃、分治論評病有久暫虛實之分。方有滋補推蕩之殊不可一概糊塗。噎是澁也俗曰噎住是也噎在吸门乃飲食之過道食水不留有病不過是火沖腫瘍結核

是细人，忧思遭际逆景，胶阻于心，损伤脾胃，五志火起所致。治当健脾养血，开郁消痰，加以清热润肺之品。尤要病者，舒志戒欲怒，勿忧思、烦、劳伤，平心忧荡，始平安无事。

噎膈、反胃分治论评：病有久暂、虚实之分，方有滋补推荡之殊，不可一概糊涂。噎是涩也，俗曰噎住是也。噎在吸门，乃饮食之过道，食水不留，有病不过，是火冲肿疡结核。

胃上脘曰门 非吸门 门在咽喉 两间

丹溪曰火逆冲上尊生書云火逆因成噎膈極是
溪曰胃脘乾稿食難下水可入曰噎恐非胃脘在
下于吸门何干故治在胃脘不在吸门故余变之
必當滋吸门為是註曰潤噎丸日三五次
柿霜一两 白沙糖一两 兒茶五钱 薄荷三钱 蘇葉三钱 月石四钱
天冬去心五钱 麦冬去心五钱 粉葛三钱 冰片一分 地龍三钱 昆布五钱
烏梅肉三钱 共為细末入白蜜再搗作丸彈子大每一丸噙化
徐徐嚥下去枕仰卧勿側眠作餅亦可

丹溪曰：火逆冲上，《尊生》书云：火逆因成噎膈，极是。溪曰：胃脘干槁，食难下，水可入曰噎，恐非胃脘在下，与吸门何干？故治在胃脘不在吸门。故，余变之必当滋吸门为是。注曰：**润噎丸**，日三、五次。柿霜一两、白砂糖一两，儿茶五钱，薄荷三钱，苏叶三钱，月石四钱，天冬五钱，去心，共为细末，入白蜜冉捣作丸，弹子大，每一丸噙化，徐徐咽下，去枕仰卧，勿侧眠，作饼亦可。

如喉中觉有块，含昆布徐徐咽下，日三次，或五、七次。膈是膈膜，心下胃口上是也，勿作阻隔之隔看。隔膜乃隔蔽浊气，不令熏蒸心肺，有病亦不过火冲干槁，故丹溪曰：槁在上，水可入，食难下曰噎。槁在下食可入，久复出，名反胃，似于隔膜无干，故治在胃脘不在隔膜，余意该理隔膜。注曰：

清膈膏：生地汁、黄连汁、当归汁、藕汁、黎汁、韭汁，共为膏，和入粉葛、绿豆粉

如喉中覺有塊含昆布徐徐嚥汁日三次或五七次
膈是膈膜心下胃口上也是勿作阻隔之隔看膈膜
乃隔蔽濁氣不令熏蒸心肺有病亦不過火冲乾槁
故丹溪曰槁在上水可入食難下曰噎槁在下食可
入久復出名反胃似于膈膜無干故治在胃脘不
在膈膜余意該理膈膜註曰

胃之下脘曰幽门干小腸接

清膈膏 生地汁 黄連汁 當歸汁 藕汁
藜汁 韮汁 共熬膏和入粉葛綠豆粉

各一两攪匀收罐中每一匙徐徐送下亦照上像
日服三五次加入芦根汁花粉汁各一碗亦得
如日久脾肺虚弱上丸膏與益氣健脾湯對服
益氣健脾湯 先服此湯定一時服丸膏
黄芪 人參 山藥 蓮肉 粉葛 陳皮
五味 炙草 水煎
反胃論 反胃在胃口有火痰食死血之分食入即吐如射是
火冲丹溪曰火逆冲上是也治火宜降氣

各一两，搅匀收罐中，每一匙徐徐送下，亦照上像，日服三、五次，加入芦荟根汁、花粉汁各一碗，亦得。如日久脾肺虚弱，上丸膏，与益气健脾汤对服。

益气健脾汤： 先服此汤，定一时服丸膏。黄芪、人参、山药、莲肉、粉葛、陈皮、五味子、炙草，水煎。

反胃论： 反胃在胃口，有火痰，食死血之分，食入即吐，如射是水冲。丹溪曰：火逆冲上是也，治火宜降气。

降气清胃汤：杏仁五个，盐柏七分，姜连五分，甘草五分，姜煎，待不吐，服之。

安胃散：山药、莲肉、砂仁、粉葛，花粉、陈皮、水煎入童便半盅，和服。

如食已入胃口，少倾烦扰不宁，以手按之软而不疼，是痰，法宜祛痰汤。

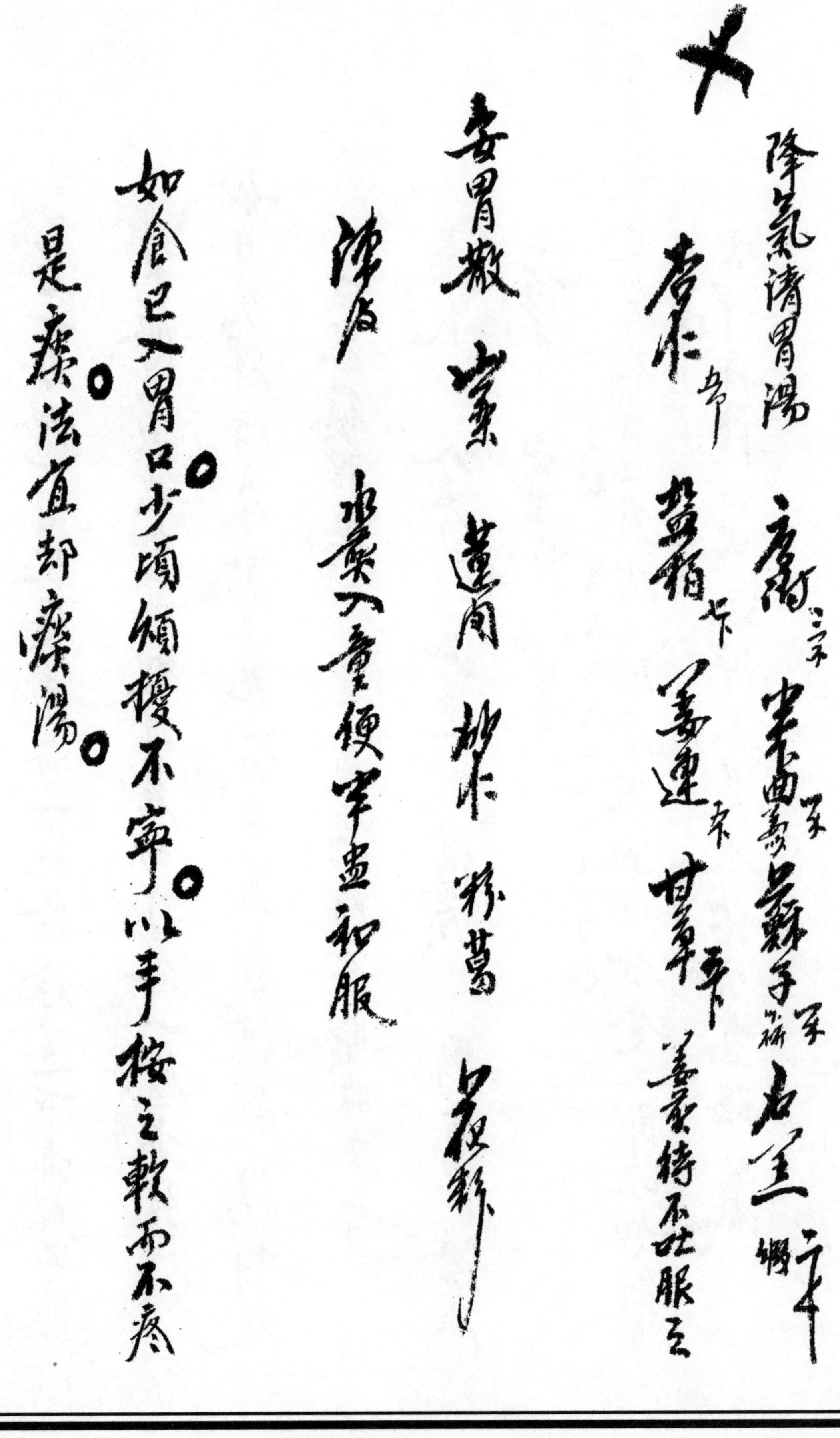

二陳湯 陳皮 半下 茯苓 瓜蔞仁 海石
牡蠣 黄芩 黄連 甘草 煩而不寧火也水煎
如食已入胃口少傾刺疼不煩以手按之硬疼是食。
素必噯腐吞酸。
平胃散 蒼术 厚朴 陳皮 香附 砂仁
神曲 只實 干姜 炙草 姜煎 如無噯腐
吞酸之形。必是死血。上湯去香附以下等藥加硇砂
吐瘀血一塊而愈。如無硇加牛膝生用 干漆 桂心 紅花。

二陈汤：陈皮、半夏、茯苓、瓜蒌仁、海石、牡蛎、黄芩、黄连、甘草，烦而不宁，火也，水煎。如食已入胃口，少倾刺疼不烦，以手按之硬，是湿，素必嗳腐吞酸。

平胃散：苍术、厚朴、陈皮、香附、砂仁、神曲、枳实、干姜、炙草，姜煎，如无嗳腐吐酸之形，必是死血。上汤去香附以下等药，加硇砂，吐瘀血一块而愈。如无硇，加牛膝生用，干漆、桂心、红花。

潔古曰。中吐從積者是也。翻胃在大腸上口。子和曰三陽熱結是也。三陽者。大腸主津。小腸主液。膀胱津液之腑。曰熱結津耗液枯則乾。食已入胃腑。半日或一日始翻騰原物倒出。曰翻胃。乃是大腸結有乾屎。壅住大腸上口。食至此不得下而翻上。經曰下不通。必反上。是也。其人素必時腹脹氣逆上冲。小便時黄赤。法當抉其滯塞之物。令渠

洁古曰：中吐从积者是也。

翻胃：在大肠上口。子和曰：三阳热结是也。三阳者，大肠主津，小肠主液，膀胱津液之腑，曰热结津耗、液枯则干。食已入胃腑，半日或一日始翻腾，原物倒出，曰翻胃。乃是大肠结有干屎，壅至大肠上口，食至此不得下而翻上。经曰：下不通，必反上是也。其人素必时腹胀、气逆上冲，小便时黄赤。法当决其滞塞之物，令渠沟通畅，其吐乃止。

滿通暢。其吐乃止。

翻胃承氣湯 大黃 芒硝 甘草 如日久中氣不運或服涼藥過多以致脾肺虛弱下之損脾傷氣不下在無生理不得已宜以人參承氣湯 人參 當歸 芒硝 大黃 檳榔 煎

先以生香油蜜芒硝和服一二次服上湯下之下後忌補屎如羊屎者不治如治以獨勝散 芒硝末蜜湯和下二三錢日三次待軟按之疼再服按之虛軟

翻胃承气汤：大黄、芒硝、甘草，如日久中气不运或服凉药过久，以致脾肺虚弱，下之损脾伤气，不下再无生理，不得已宜以

人参承气汤：人参、当归、芒硝、大黄、槟榔，水煎，先以生香油、蜜、芒硝和服一二次，服上汤下之，下后忌补。屎如羊屎者不治。如治，以

独胜散：芒硝末、蜜汤和下二三钱，日三次，待软，按之疼再服，按之虚软

不疼，加白蜜、生香油煎，只谷汤和入下之，下后益气、养血、生津均不可缺。百中一生。

益气养血健脾汤：人参、当归、山药、莲肉、麦冬、五味子、花粉、阿胶、炙草、大枣，水煎。又有寒痰塞胃口，寒气逆冲，食入而吐者，其人好热而畏冷，此中州大寒，方当温中燥痰可痊。

不疼加白蜜生香油煎只穀湯和入下之下後

益氣養血生津均不可缺　百中一生

益氣養血健脾湯

人參　當歸　山藥　蓮肉　麥冬

五味子　花粉　阿膠　炙草　大棗　水煎

又有寒痰凝塞胃口。寒氣逆冲食入而吐者。

其人好熱而畏冷。此中州大寒。方當溫中燥

痰可痊。

理中湯 人參 白术 炮姜 炙草
加肉桂一 半夏三 茯苓二 姜煎
如果命火衰微食久翻出者其所食之物入至胃
下不下腸口進少留多生熟壅積舊穀未去
新穀又來舊者壅而新者反乃吐觀其所便
必生熟集下不似堅硬難出結滯之象其人多
瘕倦舌濡唇潤便白其脈兩寸緩大右尺微細
左尺微而無力方是真陽既滅之狀則從潔古

理中汤：人参、白术、炮姜、炙草，加肉桂一钱，半夏三钱，茯苓二钱，姜煎。

如果命火衰微，食久翻出者，其所食之物至胃下，不下肠口，进少留多，生熟壅积，旧谷未去，新谷又来，旧者壅而新者反，乃吐。观其所便，必生熟集下，不似坚硬难出、结滞之象，其人多瘕，卷舌濡唇润，便白，其脉两寸缓大，右尺微细，左尺微而无力，方是真阳即减之状，则从洁古。

太仆益火之法，釜底添薪，锅饭自熟，大剂八味汤煎服，以助脾元。如两寸浮洪有力，右尺浮大有力，浮数无力，有是真水枯涸，则从太仆益水之法，大剂六味汤煎服，以制阳光。大抵病复之后，培元固本，断不可缺，益气、健脾、养胃、益火、滋水，均为良策。一方开胃进食，神效。

太僕益火之法釜底添薪鍋飯自熟大劑
八味湯煎服以助脾元如兩寸浮洪有力
右尺浮大有力右尺浮數無力有是真水
枯涸則從太僕益水之法大劑六味湯煎服
以制陽光
大抵病復之後培元固本斷不可缺益氣健脾
養胃益火滋水均為良策
一方開胃進食神效

開膈湯 昆布 白叩 海石 石[illegible] 橘紅 蘇子 藿香葉 鳳仙子 烏頭糠 共為末以鳳仙子搗汁為丸彈子大每一丸噙化

一方玉金搗餅嚼下 一方飲白馬尿 烏驢尿

一方白水牛衣包一具去筋膜燒存性研末米湯下三錢神效

一方黑牛喉嚨一具去膜及兩頭逐節以米醋一盞浸之微火燒乾又浸又燒醋盡為止為末磁瓶中收塞忌陰濕之氣若着濕氣火烘之遇此症用一錢陳米湯下輕者一服

开膈汤：昆布、白蔻、海石、石【】、橘红、苏子、藿香叶、凤仙子、乌头糠，共为末，以凤仙子捣汁为丸，弹子大，每服一丸噙化。

方：玉金捣饼嚼下。**方：**饮白马尿、乌驴尿。**方：**白水、牛衣包一具，去筋膜，烧存性，研末，米汤下三钱，神效。**方：**黑牛喉咙一具，去膜及两头，逐节以米醋一盅浸之，微火烧干，又浸又烧，醋尽为止。为末，瓶中收、塞，忌阴湿之气。若着湿气，火烘之。遇此症用一钱陈米汤下，轻者一服，重者三服，神效。

按：上法皆治标之品，取效之后还要固原。初愈故宜补。一切燥药须忌饮食，须三顿米粥，大忌劳伤。补宜白雪膏之类。大愈之时健脾养血，以助其康健。

重者三服神效

按上法皆治標之品取效之後還要固原　初愈故宜補

一切燥藥須忌飲食須三頓米粥大忌勞傷補宜白雪

膏之類大愈之時健脾養血以助其康健

痢疾

脈宜微小忌弦數　身宜清涼忌大熱

如身熱頭疼洒慄恐兼外感。細察之果是。一鄉人多如此者。兼役毒也。敗毒散加減治之最妙（醫多忽之）。利者流利也。加以疒字而不流利。故名痢疾。痢何由成。由於生冷寒熱之物蘊積腸胃。釀成濕熱。化為赤白膿。而成痢疾矣。昔人謂之滯下。滯者不通暢也。是何者以致滯耳。物也。所積膿血膠固塞住道路。猶如水道之塞石。壅滯不流。致有裏急。是物滯氣。

痢疾：（脉宜微小忌弦数，身宜清凉忌大热。）如身热、头疼、洒栗，恐兼外感，细察之果是。一乡人多如此者，兼役毒也。败毒散加减治之最妙（医多忽之）。利者，流利也，加以『疒』字而不流利，故名痢疾。痢何由成？由于生冷寒热之物蕴积肠胃，酿成湿热，化为赤白脓，而成痢疾矣。昔人谓之滞下。滞者不通畅也。是何者，以致滞耳？物也。所积脓血胶固，塞住道路，犹如水道之塞石，壅滞不流，致有里急，是物滞气，氣不得發越故疼。物欲出而不下致有後重。是氣滯物。物不得出路故後重。物滯氣是陰血枯。氣滯物是元氣耗。故治法河間用行血調氣極是。但停積膠固須得刮磨始通。行血調氣兼以消鎔推蕩清托始得。尤要固胃為本。蓋胃氣一傷總服灵丹難回生矣。行血無過歸芎。調氣無過檳香。消鎔無過紅曲。推蕩無過硝黃。清理無過芩連。固胃無過人參。初起大忌

气不得发越，故疼。物欲出而不下，致有后重，是气滞物，物不得出路，故后重。物滞气，是阴血枯，气滞物是元气耗，故治法河间，用行血调气极是。但停积胶固须得刮磨始通。行血调气兼以消镕，推荡清托始得，尤要固胃为本。盖胃气一伤，总服灵丹难回生矣。行血无过归、芎，调气无过槟、香，消镕无过红、曲，推荡无过硝、黄，清理无过芩、连，固胃无过人参。初起大忌

壅塞之品。萊菔只穀妙藥也。先賢治痢法中。用姜桂而治愈者。後人踵之。不治知姜桂辛熱燥津之品。雖辛能散。熱能通。恐津耗。而痢愈深也。然施之於赤白相襍。初用之以溫生冷之物。令其和暢。滯者通而凝者散。則可至于單赤血痢。斷斷不可混施。所以司命者。當問病原。然後用藥無差。雖初起大忌補托止澁。日久又所不禁。陰血耗而元氣脫。變爲虛寒。所下紅不似初赤之象。下白不似

壅塞之品，莱菔、只谷妙药也。先贤治痢法中，用姜、桂而治愈者，后人踵之，不知姜、桂辛热燥津之品，虽辛能散，热能通，恐津耗，而痢愈深也。然施之于赤白相集，初用之湿，生冷之物，令其和畅，滞者通而凝者散。则可至于单赤血痢，断断不可混施。所以司命者，当问病原，然后用药无差。虽初起大忌补托止涩，日久不禁。阴血耗而元气脱，变为虚寒，所下红不似初赤之象，下白不似

初作稠粘之形。亦腹痛下墜。下不多一点一点。或至廁而不便。氣虛也。或大便了不多。而又便。血虛也。口畏冷体惡寒。法宜益火之原。接續中州均不可缺。此為病變虛寒。藥變甘溫也。滑脫者澀之、斂之、升之。赤白辨。古人曰、赤乎血分。白乎氣分。火化則赤。氣化則白。似非火由心。心主血化赤極是。氣由肺。肺主氣。賴火以運最清肅。何以化物成白。况膿非火

初作稠粘之形，亦腹痛下坠。下不多，一点一点。或至厕而不便，气虚也。或大便了不多，而又便，血虚也。口畏冷、体恶寒，法宜益火之原，接续中州均不可缺。所为病变虚寒，药变甘温也。滑脱者，涩之、敛之、升之，赤白辨。古人曰：赤于血分，白于气分，火化则赤，气化则白。似非火，由心主血，化赤极是。气由肺，肺主气，赖火以运，最清肃。何以化物成白？况脓非火，

煎熬不成。余竊思之。乃是陽明本腑蓄積。寒食寒水。得邪火熏蒸始成膿血。昔人赤屬熱。白屬寒大非。赤屬熱極是。白主寒無火。何以化膿如膠。赤白相襍。白未及化赤耳。單赤不白。火盛之極也。單白不赤火弱也。治法單赤只宜清熱和血。單白只宜調氣逐積。又謂暑濕之邪。入于腸胃。與飲食積滯膠固而成痢。亦似非。若云暑濕。此是六淫之外

煎熬不成，余偶思之，乃是阳明本腑蓄积，寒食寒水，得邪火熏蒸始成脓血。昔人赤属热，白属寒大非。赤属热极是。白主寒无火，何以化脓如胶？赤白相集，白未及化赤耳。单赤不白，火盛之极也。单白不赤，火弱也。治法：单赤只宜清热和血，单白只宜调气逐积。又谓暑湿之邪，入于肠胃，与饮食积滞胶固而成痢，亦似非。若云暑湿，此是六淫之外

感也。余觀未至暑月之時，往往病痢者比比矣。暑從何來？若至暑月之時而病痢，身熱頭疼，脈大而虛，乃暑邪干之也，只可言兼暑，不可言暑痢。於治痢方中，加以却暑之品。如香薷、扁豆是也。

下純紅者熱極也，下焦黑者尤熱也。下如魚腦色者，脾虛不運也，下如鼻凍膠者，臟腑虛寒也。下白膿努力而出者，氣熱瘀結也，下如屋漏水塵腐色者

外感也。余观未至暑月之时，牲牲病痢者比比矣。署从何来？若至暑月之时而疾痢，身热头疼，脉大而虚，乃署邪干之也，只可言兼暑，不可言暑痢。于治痢方中，加以缺暑之品。如香儒、扁豆是也。下纯红者热极也，下焦黑者尤热也。下如鱼脑色者，脾虚不运也，下如鼻冻胶者，脏腑虚寒也。下白脓努力而出者，气热瘀结也，下如屋漏水尘腐色者，

元氣敗也下如黑漆先者瘀血也下白稀糊不禁者真氣見死裏急（初是實火主虛）後重（邪氣墜下圊後不減是實虛努不收圊後即減是虛）是初實火虛也

似痢非痢辨

人有一時飲食不節停于胃中損傷胃氣致清陽下陷始爲瀉泄久則腸澼亦見裏急後重膿血相集嵩用補中益氣湯不效急以八味湯痢不治而自愈

元气败也。下如黑漆先者，淤血也，下白稀糊不禁者，真气见死。里急初是实火主虚，后重邪气坠下，便后不减是实，便后即减是虚。是初实火虚也。

似痢非痢辨　人有一时饮食不节，停于胃中损伤胃气，致清阳下陷，始为泻泄，久则肠僻，亦见里急后重、脓血相集，揣用补中益气汤，不效，急以八味汤，痢不治而自愈。

又有腎虛脾泄亦見裏急後重赤白襍便則
疼欲小便大便先脫欲大便小便自遺或大便
時小便澁疼或不通或大小便牽疼急用八味
加故紙肉叩阿膠治之甚勿詐痢治療
瘧後痢瘧既發泄知無暑鬱之毒瘧則傷氣
此是脾虛不運虛則下陷不能升降謂之
似痢非痢
痢後瘧痢既平復知無臭穢之氣痢則傷血

又有肾虚脾泄，亦见里急后重，赤白集，变则疼，欲小便，大便光脱，欲大便小便自遗，或大便时小便涩疼，或不通，或大小便牵疼，急用八味加故纸、肉蔻、阿胶治之，甚勿作痢治疗。

疟后痢： 疟既发泄，知无暑郁之毒，疟则伤气，此是脾虚不运，虚则下陷，不能升降，谓之似痢非痢。**痢后疟：** 痢既平复，知无臭秽之气，痢则伤血

此是氣隨痢耗氣虛則惡寒血虛則發熱
故寒熱交半謂之似瘧非瘧
二者俱作虛看並用補中益氣湯瘧痢並作
寒熱如期無作外感治之外感身拘急而憎
寒頭身疼而脊强瘧則無是也必先治瘧如
瘧止痢甚腹疼飲食少進此虛寒也益氣
湯加姜桂如痢止瘧復發吉兆也何也向者瘧
止乃陰盛之極陽不敢與之爭今服補陽之藥

此是气随痢耗，气虚则恶寒，血虚则发热，故寒热交半，谓之似疟非疟。二者俱作虚看，并用补中益气汤。疟疾并作，寒热如期，无作外感治之。外感身拘急而憎寒，头身热而脊强，疟则无是也。必先治疟。如疟止痢甚、腹疼、饮食少进，此虚寒也，益气汤加姜、桂。如痢止疟复发，吉兆也。何也？向者疟止，乃阴盛之极阳不敢与之争，今服补阳之药，阳气大盛，故疟复发，再服补阳以助，阴自退。方中加附子五分，服之疟疾并痊。又有积滞已久，但后重疟努由下，多亡阴所致，大剂四物汤加参。

初起赤白相集 **总治方**：当归、白芍、黄连、黄芩、只谷、槟榔、木香，水煎。照加便闭加大黄。单赤不白，只宜清热和血。

陽氣大盛故瘧復發再服補陽以助之陰自

退聽方中加附子五分服之瘧疾並痊

又有積滯已久但後重瘧努由下多亡陰所致

大劑四物湯加參

初起赤白相襍

總治方　當歸　白芍　黃連　黃芩　只穀

檳榔　木香　水煎　照加便閉加大黃

單赤不白只宜清熱和血

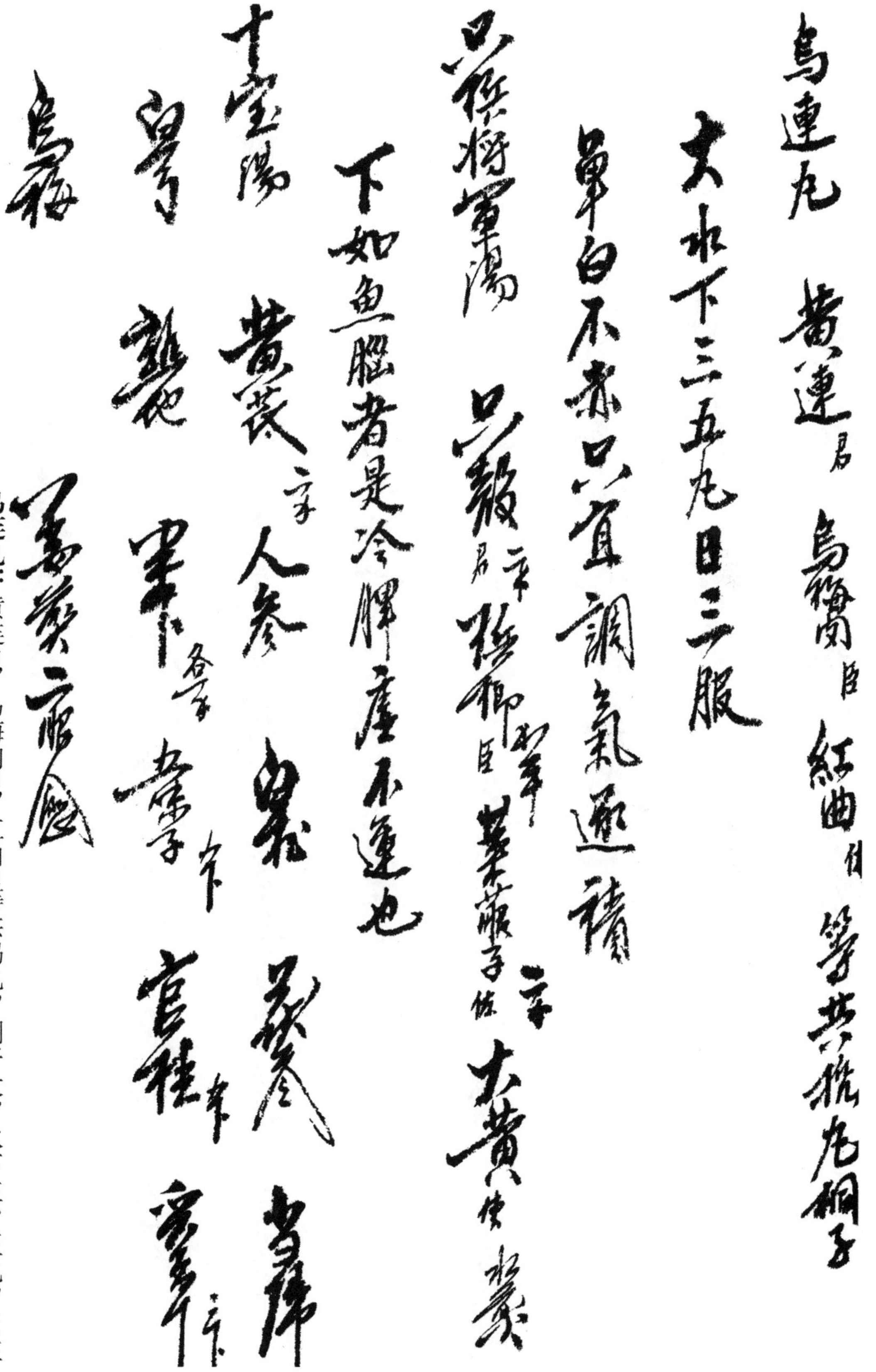

乌连丸：黄连君，乌梅肉臣，红曲佐等共捣丸，桐子大，水下三、五丸，日三服。单白不赤，只宜调气逐积。**只槟将军汤：**只谷三钱，君，槟榔钱半，臣，莱菔子二钱，佐，大黄使，水煎。下如鱼脑者是冷，脾虚不运也。

十宝汤：黄芪二钱，人参、白术、茯苓、当归、白芍、熟地、半夏各一钱，五味子五分，官桂五分，炙草三分，乌梅，姜煎，二服愈。

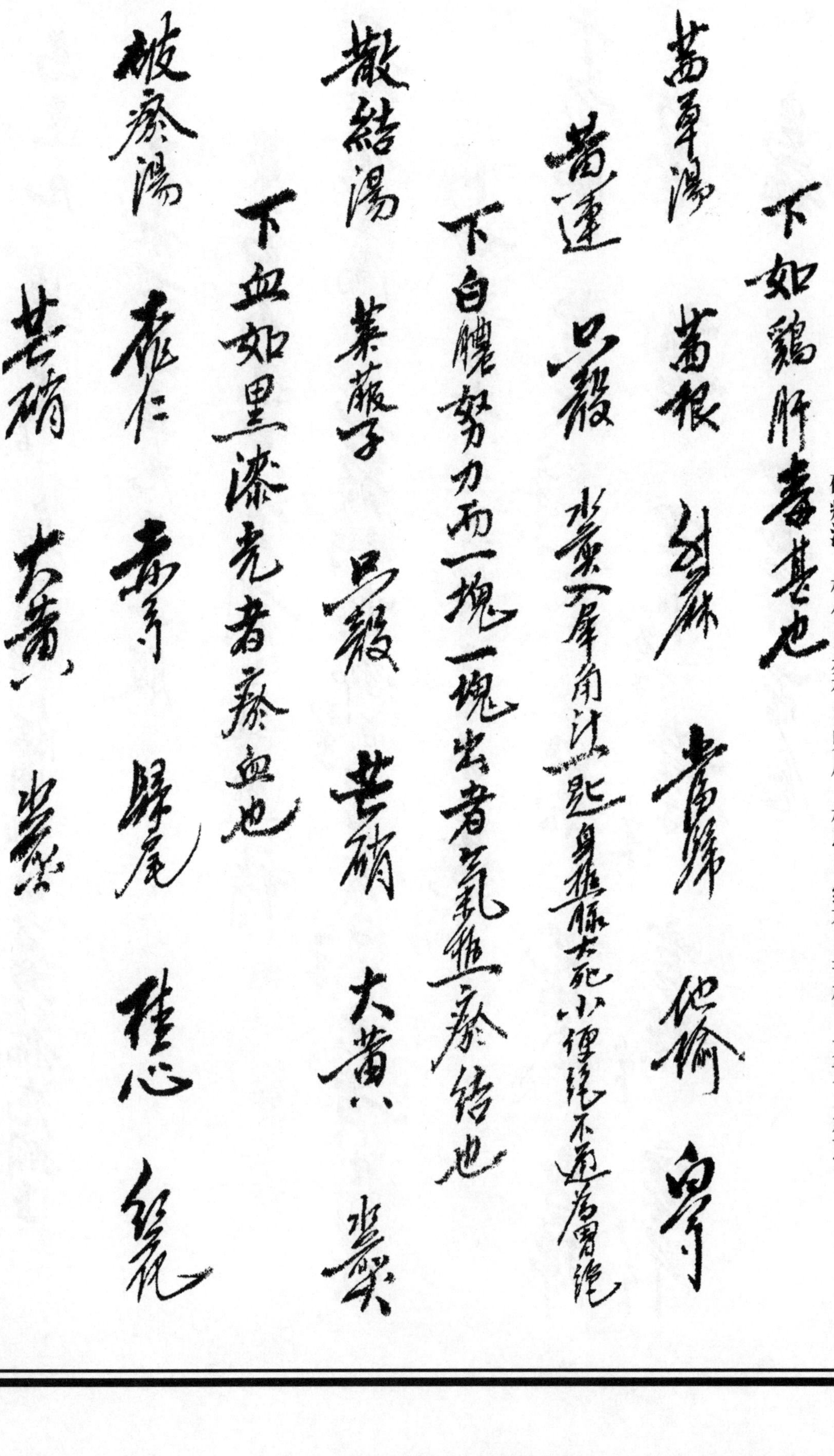

下如鸡肝，毒甚也。

茜草汤：茜根、升麻、当归、地榆、白芍、黄连、只谷，水煎入犀牛角汁一匙，身热脉大死，小便绝不通为胃绝。下白脓努力而一块、一块出者，气热瘀结也。

散结汤：莱菔子、只谷、芒硝、大黄、水煎。下血如黑漆光者，瘀血也。

破瘀汤：桃仁、赤芍、归尾、桂心、红花、芒硝、大黄、水煎。

下血如屋漏水塵腐者元氣敗也形象尚存者急以
獨勝湯　人參一兩燉好時時服之
大便了將坐又來或至廁便了而不了腹中逼
迫是血虛以
四物湯　當歸　川芎　白芍　熟地　加人參口芪
欲便至廁不便腹微疼還少下墜是氣虛以
四君子湯　人參　白朮　茯苓　炙草　加黃芪升麻
下如鼻凍者是濕

下血如屋漏水，尘腐者，元气败也，形象尚存者急以**独胜汤**：人参一两炖好，时时服之。大便了，将坐又来，或至厕便了而不了，腹中逼迫是血虚。以**四物汤**：当归、川芎、白芍、熟地，加人参、口芪。欲便至厕不便，腹微疼还少下坠，是气虚，以**四君子汤**：人参、白术、茯苓、炙草，加黄芪、升麻。下如鼻冻者是湿。

平胃散：苍术、厚朴、半夏、藿香叶、白术、茯苓、陈皮，姜煎。**下迫疼甚**

连莱丸：黄连一两，滑石一两八分，甘草三钱，莱菔子二钱五分，巴豆去油，同黄连炒二钱五分，乳香二钱五分，共为末，醋丸，绿豆大，滚茶送下十丸。

里急后重不可忍 **黄连煎**：木香、黄连、黄柏、木通。

只殼 陳皮 大黃 水煎

痢將愈後裏急後重

芪防散

黃芪 防風 只殼 等末蜜湯和下三錢

便秘裏急後重以手按之不硬至廁不便或少有

膿血勿利之

二朮散

蒼朮 白朮 茯苓 白芍 防風 水煎空心服

凡痢日久不住均作虛看宜補中湯加減調理

補中益氣湯 黃芪 人參 白朮 當歸 陳皮

只谷、陈皮、大黄，水煎。痢将愈后，里急后重

芪防散：黄芪、防风、只谷，等末，蜜汤和下三钱。便秘里急后重，以手按之不硬，至厕不便，或少有脓血，勿利之。

二术散：苍术、白术、茯苓、白芍、防风，水煎，空心服。凡痢日久不住，均作虚看，宜补中益气汤加减调理。

补中益气汤：黄芪、人参、白术、当归、陈皮、柴胡、升麻、炙草、姜枣，水煎。

柴胡 升麻 當歸 姜炭 紅棗

噤口痢藥食入口即吐是也有热毒熾盛逆冲胃口胃口伏而不宣急以

参連飲 吴茱汁炒連一錢 人参一錢 糯米一合 煎一盅細細嚥下吐再服之

如是寒氣逆上作吐去連加白叩一錢 煎服如無熱無寒去連

加石蓮肉三錢 石菖蒲一錢 煎服

一方冰片一分 陳米飯和丸彈子大嚼嚥即不吐

如無熱無寒胃口不開者以

噤口痢，药食入口即吐是也。有热毒炽盛，逆冲胃口，胃口伏而不宣，急以**参连饮**：吴萸汁炒连一钱，人参一钱，糯米一合，煎一盅，细细咽下，吐再服之，如是寒气逆上作吐，去连加白蔻一钱，煎服。如无热无寒，去连加石莲肉三钱，石菖蒲一钱，煎服。**一方**：冰片一分，陈米饭和丸，弹子大，嚼咽，即不吐。如无热无寒，胃口不开者，以

補中益氣湯　加蓮肉菖蒲愈後大孔不閉是氣虛
米殼煎　米穀　葱頭　花椒　訶子　搗末湯和下
脫肛是氣虛　磁石二錢　米湯和下外用鐵水溫洗
一方以鱉頭煮汁飲　上二病俱以補中益氣湯
愈後自汗是陽虛宜
建中湯　生黃芪　防風　白朮　白芍
麻黃根　浮小麥　炙草　水煎
愈後盜汗是陰虛有火宜

补中益气汤： 加莲肉、菖蒲，愈后大孔不闭，是气虚，米壳煎，米谷、葱头、花椒、诃子捣末，汤和下。脱肛是气虚，磁石二钱，米汤和下，外用铁水温洗。**一方：** 以鳖头煮汁饮。上二病俱以补中益气汤，愈后自汗是阳虚，宜**建中汤：** 生黄芪、防风、白术、白芍、麻黄根、浮小麦、炙草，水煎。愈后盗汗是阴虚有火，宜

六黄汤：黄芪、生地、熟地、黄芩、黄柏、黄连、愈后发渴，是脾虚不生津也。宜

四君子汤：人参、白术、茯苓、干葛、炙草，水煎。愈后身热，是元气未复也，甚勿用清凉之品，宜甘温，愈后肿满气喘、小便血。

泽漆李子仁汤：泽漆叶一钱，郁李仁一钱炒，桑白皮一钱，陈皮三钱半，白术三钱半，杏仁三钱半，去皮尖，炒，人参五分。姜煎以便利为度，六味汤间服。

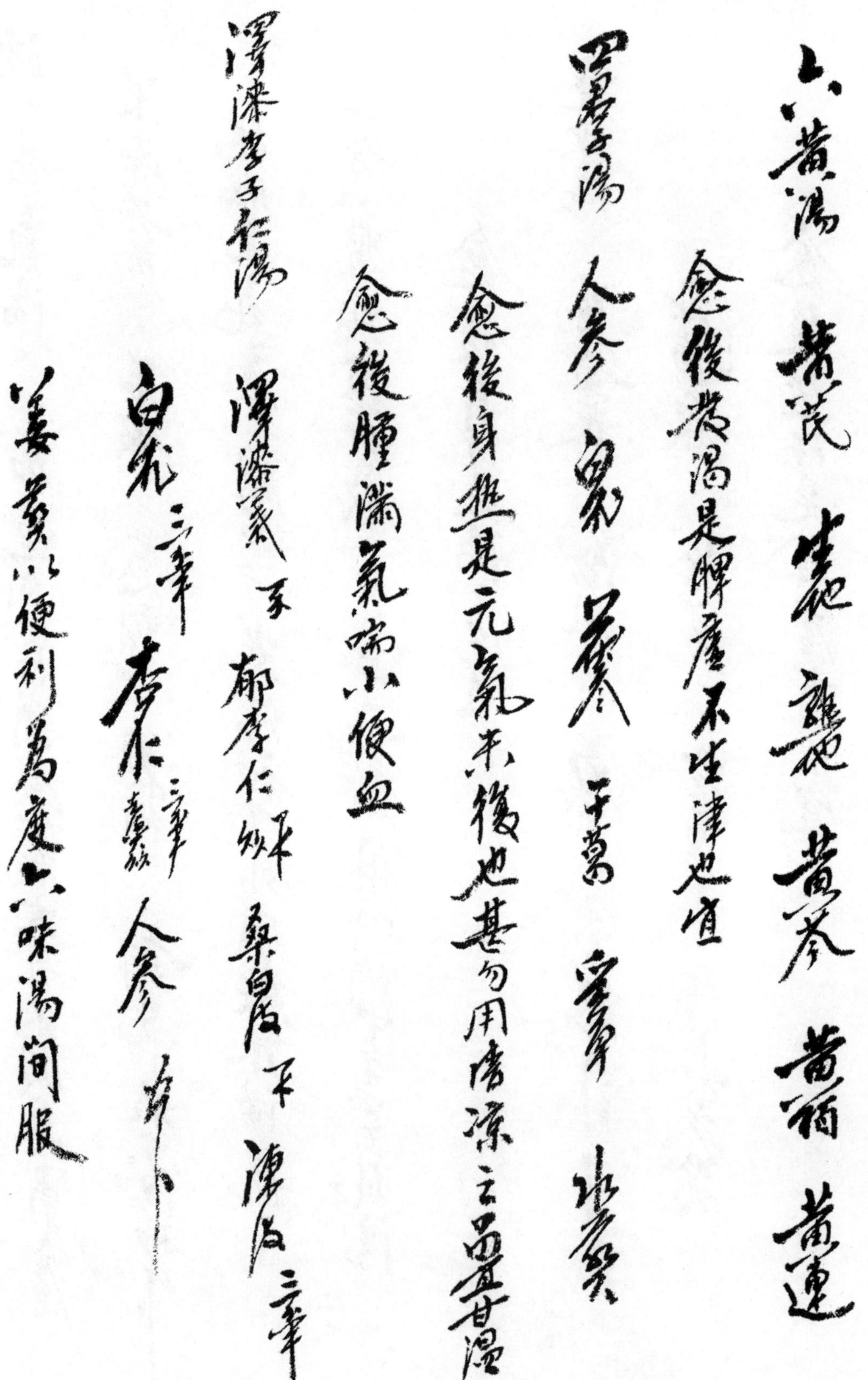

腿足腫前半日不腫至日夕漸腫至夜半消或行
走早發腫是氣虛宜以上補中益氣湯
痢忽瀉是脾傳腎大吉宜益氣健脾不可分利
芪朮湯
黄芪 白朮 蒼朮 人參 炙草 水煎
如小便絶不通者去蒼朮加滑石微利之
瀉忽痢是腎傳脾難治向日瀉脾肺大虛今忽痢
水枯火旺一切寒凉之藥難施治當看其形狀
休息痢 痢住至一月或半年又發是餘毒結在大腸底

腿足肿，前半日不肿，至日夕渐肿，至夜半消，或行走时发肿，是气虚，宜以上补中益气汤。痢忽泻，是脾传肾，大吉，宜益气健脾，不可分利。

芪术汤： 黄芪、白术、苍术、人参、炙草，水煎。如小便绝，不通者，去苍术加滑石，微利之。泻忽痢，是肾传脾，难治。向日泻脾、肺大虚，今忽痢，水枯火旺，一切寒凉之药难施治，当看其形状。

休息痢： 痢住至一月或半年又发，是余毒结在大肠底，

蠟豆丸　巴豆十個去油研化蠟為丸桐子大空心米湯下五丸永不再發

瀉泄

脈身同痢疾　脈多沉

瀉泄多主濕。責在脾虛不能制水則泄。然又當責之肺腎二經。肺主氣。氣旺則能收攝通調。虛則不惟不能固母。又不能養子。腎主水旺則能通。胃之水達於膀胱。虛則不能司胃之關。任其橫流。水涸則火必熾。故肝木乘虛入脾而令其瀉泄無制。故法當於土中瀉木。觀古方中之用白芍正為此也。內經曰有濕風寒熱四氣之異

［ ］豆丸： 巴豆十个，去油，研化为丸，桐子大，空心米汤送下五丸，永不再发。

泻泄： 脉、身同痢疾，脉多沉。泻泄多主湿，责在脾虚不能制水则泄。然又当责之肺、肾二经。肺主气，气旺则能收摄通调。虚则不惟不能固母，又不能养子。肾主水，旺则能通，胃之水达于膀胱，虚则不能司胃之关，任其横流。水涸则火必炽，故肝木乘虚入脾而令其泻泄无制。故法当于土中泻木。观古方中之用白芍，正为此也。《内经》曰，有湿、风、寒、热四气之异。

後人又註痰食脾腎之分不必細究看其所兼
兼痰治痰兼食治食又曰治濕不利小便非其治也
極是故法中多主滲利之品滲之故當然利之有宜有
不宜者宜者有之不宜者利之反損腎元腎元一敗而
諸經皆令乾燥如小便絕不通或澁滯加以利之小
便通而大便立止止無再服故經曰中病即已無過其
制過則必傷間有治瀉實脾利水方中矣病者不知
止截見其方效屢服以致腎氣不固令其滑脫亦

后人又注：痰、食、脾、肾之分，不必细究，看其所兼，兼痰治痰，兼食治食。又曰：治湿不利小便，非其治也。极是。故法中多主渗利之品渗之。故当然利之。有宜有不宜者，宜者有之，不宜者利之，反损肾元。肾元一败而诸经皆令干燥，如小便绝，不通或涩滞，加以利之。小便通，而大便立止。止无再服。故经曰：中病即已，无过其制，过则必伤，间有治泻、实脾、利水方中矣。病者不知止截，见其方效，屡服。以致肾气不固，令其滑脱，亦有不因此而滑脱者。方當升提止澀。一切油膩忌之。至於食滯作瀉宜開消。大忌止澀亦不當利小水。經云通因通用者此也。不治瀉而反止。又有痰凝作瀉宜却痰燥濕滲之亦無利水。只有脾腎瀉大固本原。大要瀉泄理當固脾肺腎為主。尤要在於理胃。胃為後天水穀之海。五臟六腑之大源。一有傷焉。而諸經皆危矣。故經曰能食者吉。不能食者死。又曰

有不因此而滑脱者。方当升提、止涩。一切油腻忌之。至于食滞作泻，宜开消，大忌止涩，亦不当利小水。经云：通因通用者，此也。不治泻而反止，又有痰凝作泻，宜却痰、燥湿、渗之。亦不可利水，只有脾、肾泻火，固本原。大要：治泄理当固脾、肺、肾为主，尤要在于理胃。胃为后天水谷之海，五脏六腑之大源，一有伤焉，而诸经皆危矣。故经曰：能食者吉，不能食者死。又曰：

得穀者昌。絕穀乃亡。瀉如豆汁 當歸 白朮 茯苓 肉桂 米殼 水煎

總治方 白朮 茯苓 白芍 陳皮 車前 木通

暴泄如射是濕兼火也。素有積飲。得火擊之則泄。方宜清火利水。不可單施利柔。脈沉弦。不然然火瀉為暴病脈即浮大弦數無妨。脾胃瀉忌之。此不在其例。

四苓散 白朮 茯苓 豬苓 澤瀉 加黃連 生苓 梔子 燈心

痰瀉是濕兼痰也素有痰滯隔水不下一時得火

得谷者昌，绝谷乃亡。泻如豆汁，当归、白术、茯苓、肉桂、米壳，水煎。

总治方：白术、茯苓、白芍、陈皮、车前、木通。暴泄如射，是温兼火也。素有积饮，得火击之则泄。方宜清火利水，不可单施利柔。脉沉、弦，不然然，火泻为暴病，脉即浮、大、弦、数无妨。脾、胃、泻忌之。此不在其例。

四苓散：白术、茯苓、猪苓、泽泻、加黄连、生芩 、栀子、滑石、灯心，痰泻是湿，兼痰也，素有痰滞隔水不下，一时得火，

湿泄因素多飲積水而致必腹多鳴不疼
所泄光水是湿
胃苓湯 平胃合五苓是也 脉沉緩
寒瀉日日糖泄数次。口畏冷。身惡寒。腹綿綿疼。
是寒。小便清脉沉遲方宜溫補可痊。
理中湯 人參 白朮 炮姜 炙草 加附子蒼朮寒甚者加
胡椒虛脹加厚朴砂仁經曰臟寒生滿病者此也
風瀉曰胃風泄是湿兼風也由人胃中素空風

湿泄：因素多饮，积水而致，必腹多鸣不疼，所泄光水是湿。**胃苓汤**：平胃合五苓是也。脉沉、缓。**寒泻**：日日溏泄数次，口畏冷、身恶寒，腹绵绵疼，是寒。小便清、脉沉迟，方宜温补可痊。**理中汤**：人参、白术、炮姜、炙草，加附子、苍术，寒甚者加胡椒，虚胀加厚朴、砂仁。经曰：脏寒生满，病者此也。**风泻**：曰胃风泄，是湿兼风也，由人胃中素空，风

邪入之則泄泄時閉而不下下時多白沫有聲
俗曰風沫之是也方當燥濕却風則愈脈浮弦而緩
三白湯 白术 茯苓 白芍 車前 木通 加蒼术 防風 水煎
肝瀉瀉而兩肋疼脈浮弦上三白湯倍白芍加柴胡青皮
暑瀉濕兼暑也暑邪擊濕則泄泄如射肛門熱治
同暴泄加扁豆
脾虛腸鳴作泄痞曖六君子湯加故子最妙
脾瀉日日泄三五次溏而不多是脾虛當視其

风邪入之则泄。泄时闭而不下，下时多白沫，有声。俗曰风沫之是也。方当燥湿却风则愈。脉浮、弦而缓。

三白汤： 白术、茯苓、白芍、车前、木通，加苍术、防风，水煎。

肝泻： 泻而两肋疼，脉浮弦，上三白汤倍白芍，加柴胡、青皮。

暑泻： 湿兼暑也。暑邪击湿则泄，泄如射，肛门热，治同暴泄加扁豆。脾虚肠鸣作泄，痞暖，六君子汤加故纸最妙。

脾泻： 日日泄三、五次，溏而不多，是脾虚，当视其

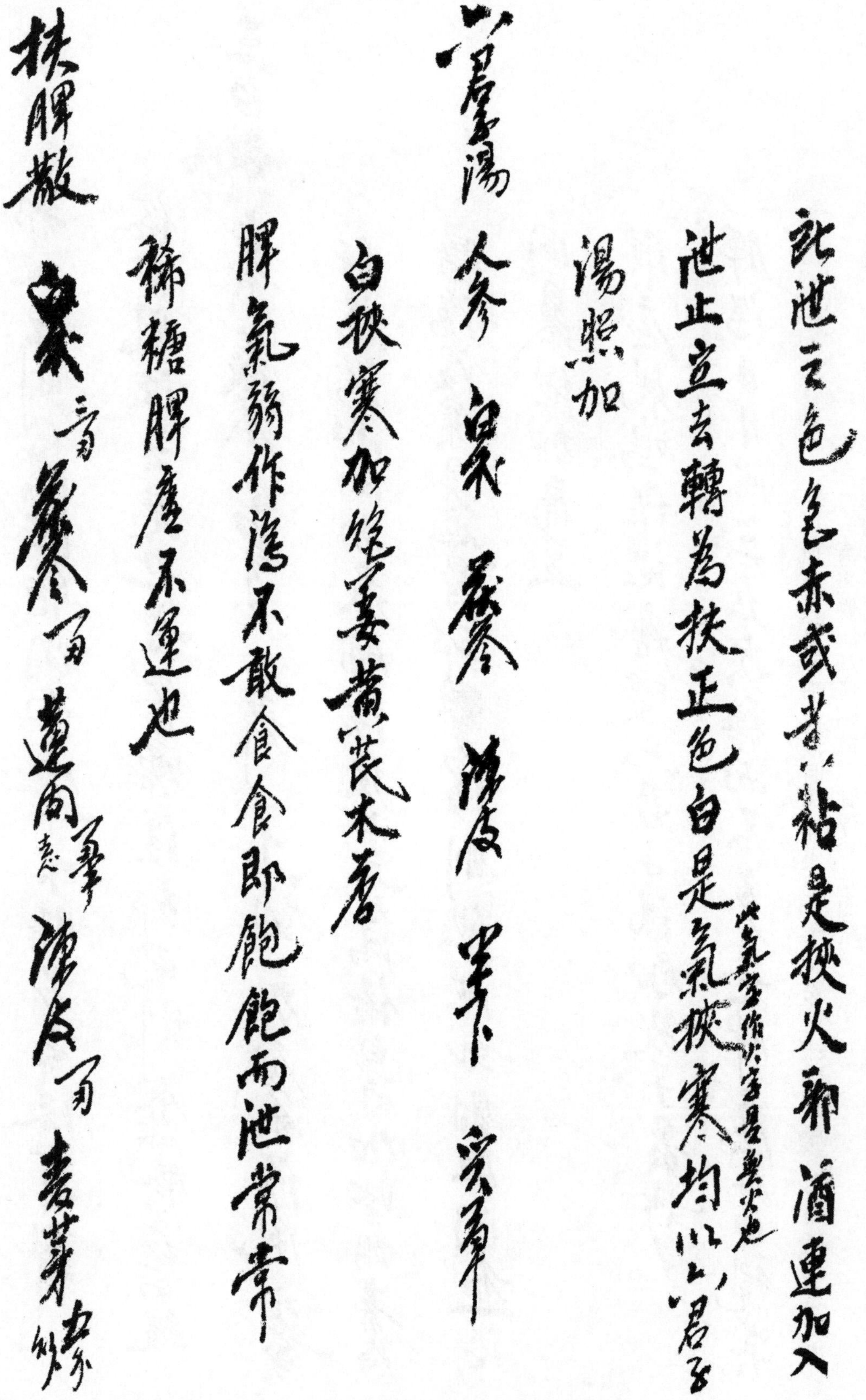

所泄之色。色赤或黄粘，是挟火邪，酒黄连加入，泄止立去，转为扶正。色白是气挟寒，均以六君子汤照加（此『气』字作『火』字，是无火也）。

六君子汤： 人参、白术、茯苓、陈皮、半夏、炙草。白挟寒加炮姜、黄芪、木香。脾气弱作泻，不敢食，食即饱，饱而泄，常常稀溏，脾虚不运也。

扶脾散： 白术三两，茯苓一两，莲肉一两半，去心，陈皮一两，麦芽五钱，炒，

共為細末每二三錢入白砂糖二錢滾水和下
滑瀉瀉而不收食入直出肛門不閉其人吸吸短氣
四指倦而目搭面無顏而唇白小便滑而身惡寒
大虛之兆急以補中湯倍參芪加訶子米殼益智
五味子棗十枚
余觀昔人論瀉最多有久暫之殊如火痰食等泄不
必掛論大虛大弱當固其真元脾泄腎泄參看不
必酌其肺元補中益氣酌其真詮一以固其脾

共为细末，每二三钱入白砂糖二钱，滚开水和下。

滑泻： 泻而不收，食入直出，肛门不闭，其人吸吸短气，四指卷而目塌，面无颜而唇白，小便滑而恶寒，大虚之兆。急以补中汤倍参芪，加诃子、米壳、益智、五味子、枣十枚。余观昔人论泻，最多有久、暂之殊，如火、痰、食等泄，不必阔论，大虚、大弱、当固其真元。脾泄、肾泄参看，不必酌其肺元。补中益气酌其真诠。一以固其脾元，

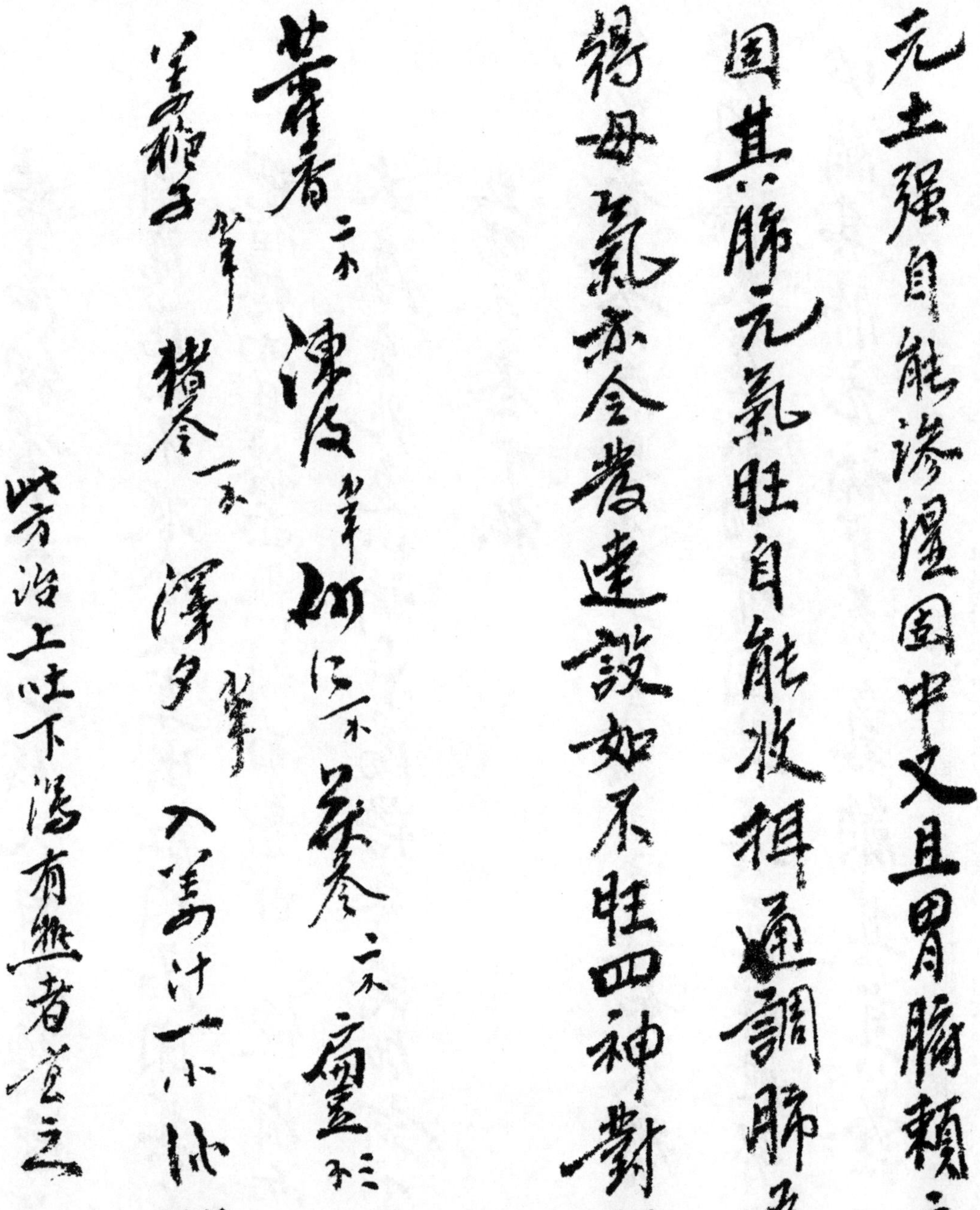

土强自能渗湿，固中又且胃腑赖之有功，一以固其肺，元气旺自能收摄、通调。肺为水母，子得母气亦令发达。设如不旺，四神对服，助其封藏。

藿香二钱，陈皮钱半，砂仁一钱，茯苓二钱，扁豆三钱，姜黄连、姜栀子钱半，猪苓一钱，泽泻钱半，入姜汁一小酒盅为引。此方治：**上吐下泻**，有热者宜之。

【】物煎：当归、川芎、白芍、熟地、人参、炙草。治：男、妇气血俱虚等症。

【】气煎：人参、白术、炙黄芪、肉桂、当归、炙草，治：男、妇阳气虚寒等症。

【】物煎：当归五钱，川芎一钱，酒白芍二钱，熟地三钱，肉桂二钱，治：血虚寒滞等证之神方也。

【】中煎：人参二钱，炒扁豆二钱，干姜炒，一钱，茯苓钱半，山药炒，二钱，炙草，治：**中气虚寒为呕**、**为泻**者。

【】胃饮：人参、扁豆、干姜、白术、陈皮、当归（肾泄即不用）、炙草，治：**中寒呕吐泻泄不食**之证。

【】关煎：熟地五钱，山药炒二钱，扁豆炒二钱，干姜炒，二钱，吴萸五分，白术土炒二钱，炙草一钱，泻甚加肉蔻煨，或补骨脂。

【】阴煎：熟地、当归、干姜、炙草，或加肉桂，若泻，少用当归，加山药、肉蔻。

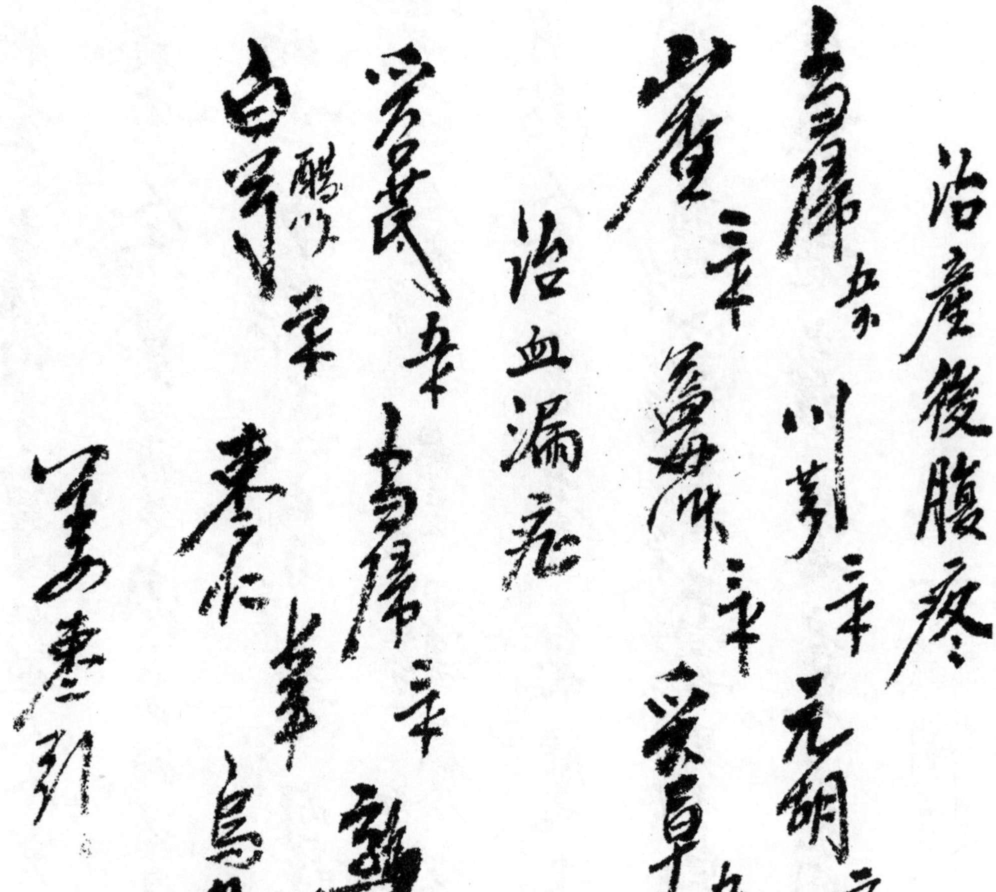

治：产后腹疼　当归五钱，川芎三钱，元胡二钱，肉桂一钱，砂仁一钱，山查三钱，益母草三钱，炙草五分，姜、枣引。

治：血漏症　炙口芪五钱，当归三钱，熟地三钱，白术土炒二钱，升麻五分，白芍醋炒二钱，枣仁七钱，乌梅一个。炙草一钱，姜、枣引。

治產後餘血上攻餘血不見雜症百出皆效

南山查一兩 東查一兩 黑糖一兩 紅花三錢 益母草一把

將黑糖化開入水少許又將二查入糖內

然後將藥共煎煎成入黃酒一盅童便一盅

產后黑神散治瘀血上攻頭眩臉腫腹疼飲食

不進通身發熱動氣肚有塊疾餘血不盡皆效

當歸酒洗 白芍炒 赤芍 生地 熟地 香附炒 元胡

炮姜 靈脂 蒲黃炒 莪術炒各二錢 沉香一錢 乳香一錢

治：产后余血上攻，余血不见，杂症百出，皆效。南山查一两，东查一两，黑糖一两，红花三钱，益母草一把。将黑糖化开，入水少许，又将二查入糖内，然后将药共煎，煎成入黄酒一盅，童便一盅。**产后黑神散**，**治：瘀血上攻**，头眩脸肿腹疼，饮食不进，通身发热，动气，肚有块疾，余血不尽，皆效。当归酒洗，白芍炒，赤芍、生地、熟地、香附炒、元胡、炮姜、灵脂、蒲黄炒、莪术炒，各二钱，沉香一钱，乳香一钱，大黑豆炒二钱，红花二钱，棕皮灰炒二钱，共为细末，黄酒、童便和之，白茶送下。

治：妇人乳肿神效。银花六钱，公英一钱，没药二钱，归尾六钱，青皮二钱，连翘三钱，橘叶十个，桃仁去皮尖十四个。皂刺廿个，甘草稍二钱。如有外感头疼：羌活、防风、川芎、蔓荆子。恶心：砂仁、陈皮、姜、葱引，随时酌用。

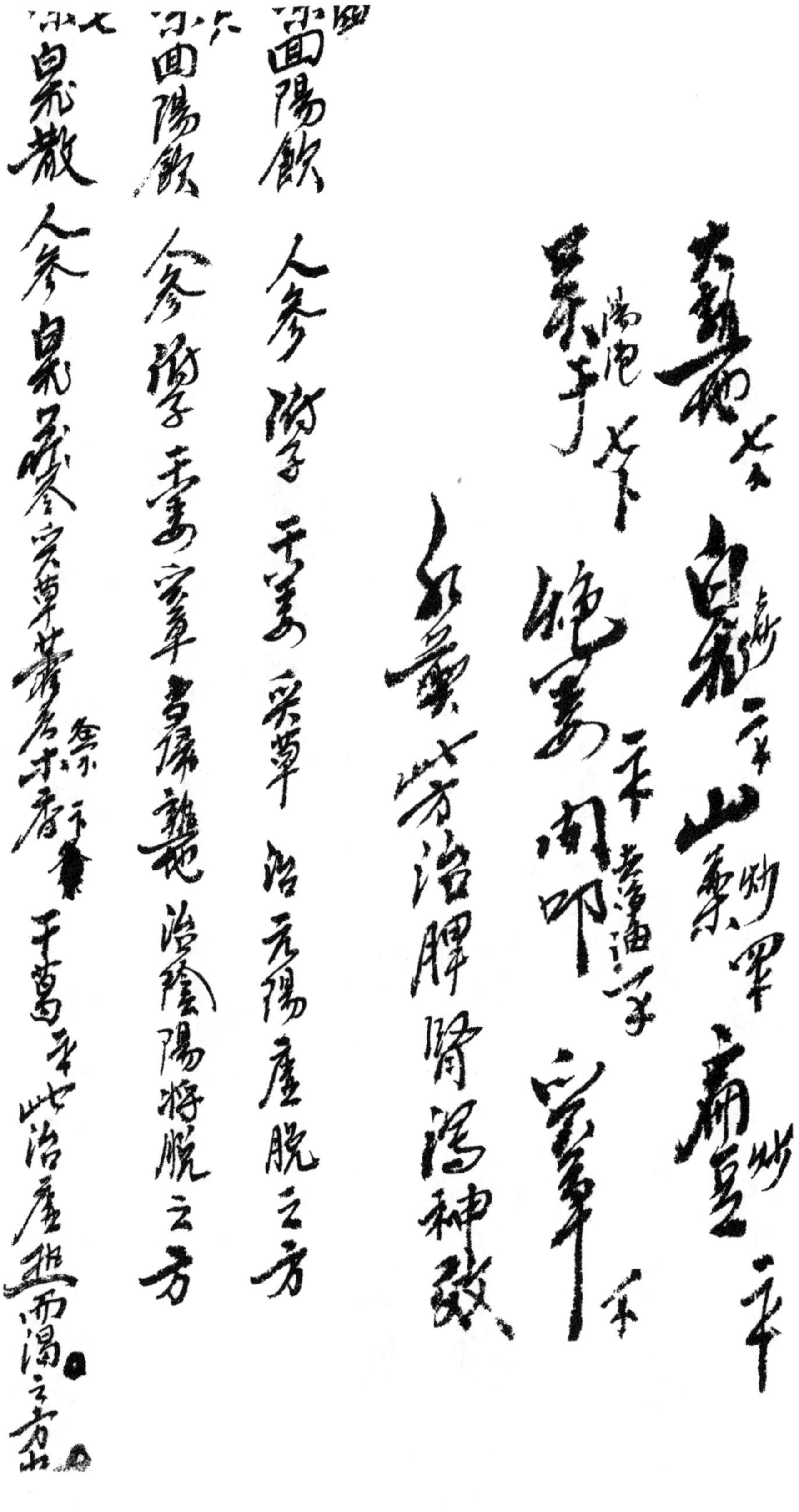

大熟地七钱，白术土炒二钱，山药炒，四钱，扁豆炒，二钱，吴萸汤沧，七分，炮姜二钱，肉蔻去净油，一钱，炙草一钱，水煎。此方治脾肾泻神效。

四味回阳饮： 人参、附子、干姜、炙草。治：元阳虚脱之方。

六味回阳饮： 人参、附子、干姜、炙草、当归、熟地。治：阴阳将脱之方。

七味白术散： 人参、白术、茯苓、炙草、藿香各一钱，木香二钱，干葛二钱。此治虚热而渴之方也。

治：白带 当归三钱，山药二钱，炒，山萸钱半，蒸，泽泻一钱，茯苓二钱，薏仁一钱，墓头回三钱，白果二个，去壳，丹皮一钱，黑豆水煎。**治：孕妇肝肋疼** 当归酒，川芎炒，白芍炒，柴胡、青皮醋炒，香附醋炒、条参、白术土炒、元胡醋炒，各一钱，甘草三钱，姜煎。**治：妇人月水多年不见，**瓦松、归尾、牛膝，各【】两，焙干为末，酒糊丸，绿豆大，每服五十丸，黄酒、童便送下。

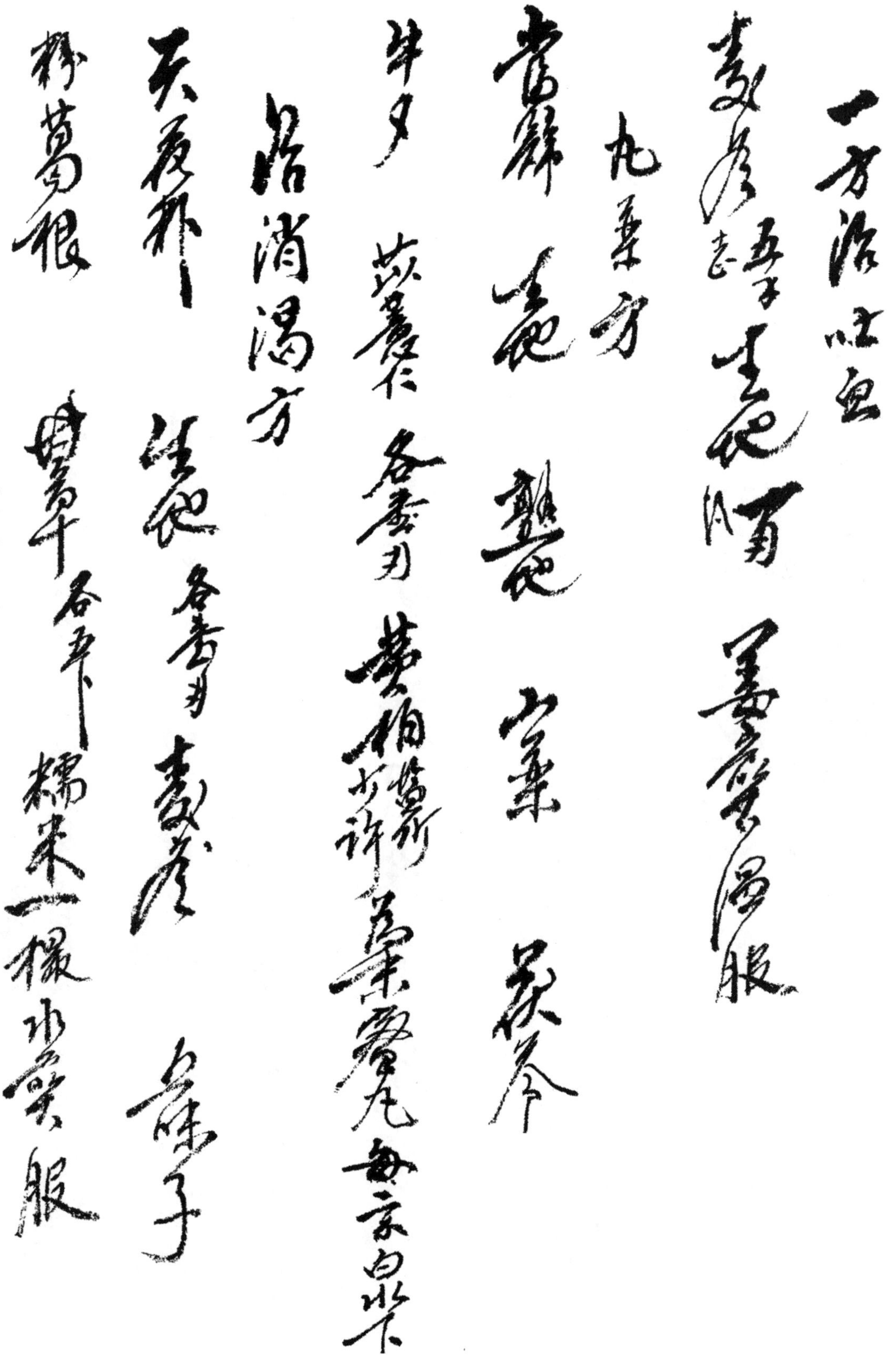

一方治：吐血　麦冬五钱，去心，生地一两，酒，姜煎温服。**丸药方：**当归、生地、熟地、山药、茯苓、牛膝、薏苡仁，各一两，黄柏盐炒少许，为末，蜜丸，每二钱白水下。**治：消渴方**　天花粉、生地各一两，麦冬、五味子、粉葛根、甘草各五分，糯米一撮，水煎服。

当归二钱，酒洗，山查三钱，半夏钱半，姜炒，桔红一钱，勾藤一钱，川贝一钱，去心，枳实钱半，麸炒，二丑二钱半，礞石一钱，荆芥穗一钱，防风一钱，甘草五分。

此方专治小儿惊风杂症、痫症：当归五钱，酒洗，二元胡钱半，炒，肉桂一钱，去粗皮，乳香一钱，去净油，甘草一钱，水煎，入黄酒少许。此方治胃气疼神效。

上党参五钱，陈皮一钱半，吴萸一钱，法半夏一钱，白术土炒，二钱，丁香三分，神曲一钱，炒，白蔻仁三分，火煨，生白芍一钱，洋参五分，玉米二钱，赤茯苓二钱，甘草五分，陈柿蒂五个，入生姜汁水煎。此方**治老人虚弱、呃逆不止**。当归钱半，白术一钱，土炒，山药一钱，远志八分，制，枣仁一钱，炒，莲肉七分，姜灰六分，地榆一钱，沙参一钱，熟地二钱，乌梅一个，炙草五分，水煎。此方**治大便下血**

脾胃論

夫脾為至陰熱則四肢熱寒則四肢寒倦怠懶動喜燥而惡濕日夜常動為胃磨食而行津液原賴命火之輔助胃為水穀之海喜溫和而惡燥烈一切雜物所入必之脾為之運化若脾陽一傷胃必受災噯腐吞酸嘈雜中滿吐痰等症卒然烽起暫則逐病選方治療可痊久則必宜助脾和胃方得有生蓋胃為後天生發之氣胃氣一傷則心肝二火必來乘之火灼土必燥土燥則津枯

脾胃论

夫脾为至阴，热则四肢热，寒则四肢寒，倦怠懒动，喜燥而恶湿，日夜常动，为胃磨食而行津液。原懒命之火辅助。胃为水谷之海，喜温和而恶燥烈，一切杂物所入必之脾为之运化，若脾阳一伤，胃必受灾，嗳腐吞酸、嘈杂中满、吐痰等症卒然蜂起，暂则逐病选方治疗可痊，久则必宜助脾和胃，方得有生。盖胃为后天生发之气，胃气一伤，则心肝二火必来乘之，火酌土必燥，土燥则津枯，

不能上達於肺肺不得胃之津脉故喘而短氣發熱而体倦經曰熱則傷氣者此耳

保胃論

人之一身無論五臟六腑自上而下自四肢以及膚無所不禀受於胃也何哉夫胃為水穀之海誠為後天萬物之母也其津其液其涎與夫精氣血靡不由此而出若胃氣一壞則津液氣血俱竭豈不肌肉消瘦沉困着床乎哉經曰凡病得穀者昌絶穀乃亡寔是至論蓋諸經得

不能上达于肺，肺不得胃之津，脉故喘而短气，发热而体倦。经曰：热则伤气者此耳。

保胃论

人之一身，论五脏六腑，自上而下，自四肢以及肤，无所不禀受于胃也。何哉？夫胃为水谷之海，诚为后天万物之母也，其津、其涎与夫精、气、血靡不由此而出。若胃气一坏，则津液、气血俱竭，岂不肌肉消瘦，沉困着床乎哉？！《经》曰：凡病得谷者昌，绝谷乃亡。实是至论。盖诸经得病是寒是熱皆能形胃能食者病可速痊不能食者病難速愈火痰冲胃居多寒邪犯胃者少認真是火是痰於理病方中加以清火降痰之藥是寒加以却寒之品甚勿膠柱而鼓琴也至於病時傷怒傷悲傷食各照加藥治療勿得泥方損胃吾謂業醫者諭之斷無遺遇以取於後世也耶

陽虛陰虛至於腎中之真陰真陽虛也皆由于色欲過度損傷真陰以致陽火獨盛

病是寒是热，皆能形。胃能食者，病可速痊，不能食者，病难速愈。火痰冲胃居多，寒邪犯胃者少。认真是火是痰，于理、病、方中加以清火降痰之药。是寒加以却寒之品，甚勿胶柱而鼓琴也。至于病时伤怒、伤悲、伤食，各照加药治疗，勿得泥方损胃。吾谓业医者，谕之断无遗遇，以取于后世也耶。阳虚、阴虚，至于肾中之真阳虚也。皆由于色欲过度，损伤真阳，以致阳火独盛，

令人骨蒸潮熱自汗盜汗乾咳痰嗽口乾咽燥面白頰赤審是水涸脈必左尺細數或數大無力此為陰虛火動之症只以六味加減治之補陰以配陽

諸失血症論

血失脈必小小而身涼者生若脈大而躁急身熱者死何也謂陰竭也經曰無陰則陽無所附又曰陰虛者陽必走孤陽獨致於外名之曰陽外越也必死叔和以芤脈為失血之的

令人骨蒸潮热，自汗、盗汗，干咳痰嗽，口干咽燥，面白颊赤，审是水涸脉，必左尺细数或数大无力，此为阴虚火动之症，只以六味加减治之，补阴以配阳。

诸失血症论

血失脉必小，小而身凉者生，若脉大而燥急身热者死。何也？谓阴竭也。《经》曰：『无阴则阳无所附』。又曰：『阴虚者，阳必走孤』，阳独致于外，名之曰阳外越也，必死。叔和以芤脉为失血之的。

夫血何由而失也或外感六淫治當清解發泄或
內傷七情治當溫補理氣或飽食傷胃或負重
努力皆令吐血治當平胃補肺益氣均為良策
或衄咳唾尿便九道出血等症治各有條規勿得
錯亂大概失血多是熱症但有新舊虛實之分
若忽言為寒大誤丹溪謂血從上竅出俱是陽
盛陰虛有升無降血隨氣上越出上竅法當
補陰抑陽氣降則血自歸經
失血宜察顏面色青主血虛面色赤主血熱

夫血何由而失也？或外感六淫，治当清解发泄，或内伤七情，治当温补理气，或饱食伤胃，或负重努力，皆令吐血。治当平胃补肺益气，均为良策。或衄咳唾尿便，九道出血等症，治各有条规，勿得错乱。大概失血多是热症，但有新旧虚实之分。若忽言为寒，大误。丹溪谓血从上窍出，俱是阳盛阴虚，有升无降，血随气上，越出上窍，法当补阴抑阳，气降则血自归。经失血宜察颜面，色青主血虚，面色赤主血热，

白色主氣血兩虛久嗽氣逆面目浮腫而
嗽吐血者是虛損也
失血宜視血之色紫黯而凝滯或成小片由于
過投涼劑令血寒不能歸源或止吐之時
飲冷被寒法當服姜桂熟附以溫之血自
然流暢歸經矣手足厥冷者亦服之湯自
汗者補中湯加黑升麻麻黃根去姜入棗
大劑煎服血淡紫脈沉微而遲口氣緩急
以十全大補湯與服血赤面赤主實脈小而

白色主气、血两虚，久嗽气逆、面目浮肿而嗽吐血者，是虚损也。失血宜视血之色，紫暗而凝滞，或成小片，由于过投凉剂，令血寒不能归源，或止吐之时饮冷被寒，法当服姜桂熟附以温之，血自然流畅归经矣。手足厥冷者，亦服之汤，自汗者，补中汤加黑升麻、麻黄根，去姜如枣，大剂煎服。血淡紫，脉沉微而迟，口气缓急，以十全大补汤与服，血赤面赤主实，脉小而数，

數重按有力小柴胡湯加生地丹皮茅根苦
參或犀角地黄湯或生脈散尤妙俱入童便
或吐衄時久屬虛身戰慄手足冷即服理中湯
或芎歸湯加人參
若左寸關脈數而無力血虛也四物湯加參术
浮而無力氣虛也補中益氣湯
若右寸關脈微小或浮大而無力氣虛也宜益氣
湯數而有力肺胃熱也犀角地黄湯
愈後四物湯加參术調理

重按有力，小柴胡汤加生地、丹皮、茅根、苦参或犀牛角、地黄汤，或生脉散尤妙。俱入童便。或吐衄时久，属虚身。战栗、手足冷，即服理中汤或芎归汤加人参。若左寸（关脉）数而无力，气虚也，宜益气汤。数而有力，肺、胃热也，犀角地黄汤。愈后四物汤加参术调理。

若左尺脈數而無力腎水虛也六味丸
若右尺脈數而無力陰虛也六味丸如面黃目澀
眵多手麻者脾肺虛也黃芪芍藥湯主之
炙黃芪二錢 升麻一錢 葛根一錢 白芍酒炒黃一錢 羌活五分 炙草一錢 水煎
夫血虛久則陽亦虛矣血不足則麻而目澀
若當盛夏炎暑之時卒暴吐血者由火迫之而上
入胃吐出成碗成盆急以熱極加炒黑黃連
生脈散 人參 五味子 麥冬 加京墨汁 黑梔子
如鼻血長流不止因火迫而上入於肺從咳上入

若左寸脉数而无力，肾水虚也，六味丸。若右寸脉数而无力，阴虚也，六味丸。如面黄目涩、眵多、手麻者，脾肺虚也。黄芪、芍药汤主之。炙黄芪二钱，升麻一钱，葛根一钱，白芍药酒，炒黄，羌活五分，炙草一钱，水煎。

夫血虚久则阳亦虚矣。血不足则麻而目涩，若当盛夏炎暑之时，卒暴吐血者，由火迫之而上。如胃吐出成碗成盆，急以热极加炒黑黄连。

生脉散：人参、五味子、麦冬，加京墨汁、黑栀子。如鼻血长流不止，因火迫而上入于肺，从咳上入脑，渗于鼻而出者，治宜凉血降火。

脑渗于鼻而出者治宜凉血降火

犀角地黄汤　犀角汁　丹皮　生地　赤芍、水煎

按此汤治夏月炎暑卒暴吐衄者不过借此暂

抑阳光盖犀角乃水兽之角也可以分水可以通天

鼻衄之血从任督而上至巅顶入鼻中而出

惟犀角下入肾水引地黄滋阴之品由督脉

而上入脑故为对症况又有丹皮以纳下焦

阴火以助成功但阳虚劳力及脾胃素弱者

俱不宜也然不若生脉散之为妥当耳

犀牛角地黄汤：犀角汁、丹皮、生地、赤芍，水煎。按：此汤治夏月炎暑卒暴、吐衄者，不过皆此，暂抑阳光。盖犀角乃水兽之角也，可以分水，可以通天，鼻衄之血从任、督而上至巅顶，入鼻中而出，唯犀角下入肾水引地黄滋阴之品，由督脉而上入脑，故为对症。况又有丹皮以纳。按：下焦阴火以助成功。但阴虚劳力及脾胃素弱者，俱不宜也。然不若生脉散之为妥当耳。

陽盛陽盛者必燥陰舌干唇焦而紫赤脈来必重按有力然亦有陰虛于下水不上升而舌亦干枯燥澁猶釜下無火熱氣不騰而鍋蓋乾枯也其脈必重按無力不渴此為辨耳

陰虛陰虛者陽必走面赤身熱而燥其脈浮大急數重按如無急溫經

大凡治血症須按心肝脾三經用藥蓋心主生血肝主藏血脾主统血而歸脾湯一方三经之主劑也遠志棗仁補肝以生心火茯神龍眼補心以生

阳盛：阳盛者必燥阴，舌干唇焦而紫赤，脉来必重，按有力，然亦有阴虚于下，水不上升而舌亦干枯燥涩，犹釜下无火，热气不腾而锅盖干枯也。甚脉必重按无力、不渴，此为辨耳。

阴虚：阴虚者阳必走，面赤身热而燥，其脉浮大急数，重按如无急温经。大凡**治血症**，须按心、肝、脾三经用药，盖心主生血、肝主藏血，脾主统血。而归脾汤一方，三经之主剂也。远志、枣仁补肝以生心火，茯神、龙眼补心以生

脾土參芪朮草補脾以固肺氣木香香先入脾總
欲使血歸脾故以歸脾湯立名也火旺者加梔子
丹皮覺心熱咽干加麥冬黃連炒黑香附炒黑牛膝引
火下行如心戰身惡寒而手足冷者急加炮姜
肉桂去木香若鬱怒傷肝思慮傷脾者尤宜此
湯如脾肺氣虛而不能統血者去木香加五味子
以收攝之如脾脈微緩無力乃脾陽虛也理中湯
以溫之經曰陽虛陰必走者此也大凡素有唾嘔
血吐血之症忽變而下行惡痢者吉兆也調痢

脾土，参芪术草补脾以固肺气。木香香先入脾，总欲使血归脾，故以归脾汤立名也。火旺者加栀子、丹皮，觉心热咽干加麦冬、黄连炒黑，香附超黑，牛膝引火下行，如心战身恶寒而手足冷者，牛膝急加炮姜、肉桂，去木香。若郁怒伤肝思虑伤脾者，尤宜此汤。如脾肺气虚而不能统血者，去木香加五味子以收摄之。如脾脉微缓无力，乃脾阳虚也，理中汤以温之。《经》曰：阳虚阴必走者，此也。大凡素有唾呕血、吐血之症，忽变而下行恶利者，吉兆也。调痢

而自痊愈。东垣曰：血妄行上出于口鼻者，皆气逆也，况血得寒则凝，
得热则行，见黑则止，由此观之，治血若不兼之调气而纯以寒凉为事，
则血不归经，且为寒所凝滞，虽暂止而又来也。且脾统诸血，寒凉伤脾，
脾虚更不能约，必变症百出矣。先贤谓吐血宜降气，气降则血自归经。
苏子、半夏、前胡、厚朴、陈皮、当归随。苏子降气汤加丹皮、生地、
阿胶炒，凡内伤劳力吐血者，或努力卒暴而口鼻皆流者，急以独参汤时
时温服。阴伤而补阳，阳统乎阴，

而自痊愈東垣曰血妄行上出於口鼻者皆氣
逆也況血得寒則凝得熱則行見黑則止由
此觀之治血若不兼之調氣而純以寒涼爲
事則血不歸經且爲寒所凝滯雖暫止而又
來也且脾統諸血寒涼傷脾之虛更不能約束
必變症百出矣先賢謂吐血宜降氣之降則血
自歸經蘇子降氣湯加丹皮生地阿膠炒凡內傷
蘇子半夏前胡厚朴陳皮當歸隨
勞力吐血者或努力卒暴而口鼻皆流者急以
獨參湯時之溫服陰傷而補陽之統乎陰血

隨乎氣有形之血不能速生無形之氣所當急固令無形生出有形也所謂陽虛者陰必走急用參以補之陽生陰必長也
有負重為物所壓或努力負物掙破肺者或心口作疼口鼻出血名曰勞力吐血乃肺胃內膜傷損掙破也若用涼藥愈遏愈出急以人參為末飛羅麵和勻童便調下最妙或白芨末童便下亦可
凡吐血而渴者名曰血竭血猶水也水枯必發渴

血随乎气。有形之血不能速生，无形之气所当急固，令无形生出有形也。所谓阳虚者，阴必走急，用参以补之，阳生阴必长也。有负重为物所压，或努力负物挣破，肺【】或心口作疼，口鼻出血，名曰**劳力吐血**，乃肺胃内膜伤损挣破也。若用凉药，愈揭愈出，急以人参为末，飞罗面，和匀，童便调下最妙。或白茇末通便下亦可。凡吐血而渴者，名曰血竭，血犹水也，水枯必发渴

急以十全大補湯加麥冬大劑服之

凡失血之後身發大熱者名曰血虛發熱急以

當歸補血湯　黃芪一兩　當歸二錢

無陰則陽無所依獨浮于外故用黃芪爲君

所以固陽令陽旺生陰血也如丹溪于產後

失血過多身發大熱用參芪芎歸加炮姜爲

佐蓋取其辛溫能引血藥入氣分而生新血

況炒黑則止而不走今人不達此理見其身

發大熱六脈洪大[illegible]不曰發散便用白虎

急以十全大补汤加麦冬大剂服之。凡失血之后身发大热者，名曰**血虚大热**，急以**当归补血汤**：黄芪一两，当归二钱，无阴则阳无所依，独浮于外，故用黄芪为君，所以固阳，令阳旺生阴血也。如丹溪于产后失血过多、身发大热用参芪芎归加炮姜为佐，盖取其辛温能引血药入气分而生新血，况炒黑则止而不走，今人不达此理，见其身大热，六脉洪大【】不曰发散，便用白虎危殆立至，惜哉可不慎与。

危殆立至惜哉可不慎歟
余見古人治失血每用歸脾胃之藥以收功如黑姜
炙草參芪之數是也蓋謂陽虛陰盛而設耳
若陰虛陽盛又當從权不可執柱鼓琴也
凡失血而身戰手足冷者名之曰發厥下竭者陰
氣竭于下也上厥者陰氣逆于上也難治夫氣
與血合則和離則乘血者氣之依氣不得血
則散而無歸氣者血之附血不得氣則凝而
不流或散而妄行故陰火動而陰氣不得

余见古人治失血，每用归脾胃之药以收功，如黑姜、炙草、参、芪之数也。盖为阳虚阴盛而设耳。若阴虚阳盛，又当纵权不可执柱鼓琴也。凡**失血身战手足冷**者，名之曰发厥。下竭者，阴气竭于下也。上厥者，阴气逆于上也，难治。夫气与血合则和，离则乘。血者，气之依，气不得血则散而无归。气者，血之附。血不得气则凝而不流，或散而妄行，故阴火动而阴气不得不隨之而上奔陰氣上奔而血不得不從之而上溢陰血上溢則下竭矣血既上逆其隨血之氣散于胸中不能復還本位則上厥矣陰氣上逆久居于上勢必龍雷之火應于下血不盡竭不止也氣不盡竭亦不止也若

治宜健脾中之陽爲第一炮姜桂附是也

蓋龍雷之火必陰雲四合然後隨其勢升騰于中而光照四布矣若天日清朗即退藏不動而用涼藥以清火皆以水制火之

不随之而上奔。阴气上奔而血不得不从之而上溢，阴血上溢，则下竭矣。血既上逆，其随血之气散于胸中不能复还本位，则上厥矣。阴气上逆，久居于上，势必龙雷之火应于下，血不尽，竭不止也。气不尽，竭亦不止也。盖龙雷之火必阴云四合，然后随其势升腾于中而光照四布矣。若天日清朗，朗退藏不动而用凉药以清火，皆以水制火之

常法也施之于陰火猶之陰雲中現雷光
耳鮮有不助其虐者也明家徤其脾中之
陽一舉而三善焉一者脾中之陽氣旺如天清
日朗而龍雷自然潛伏一者脾中之陽氣旺
而胸中寒滯之陰如太光不留翳也一者脾
中之陽氣旺而飲食運化精華復能生
其下竭之血也況地氣必先蒸土而溫然後
升騰為雲若上無蒸而不濕則地氣于中
陽絶矣天氣不常清乎且萬物以土為

常法也，施之于阴火，犹之阴云中现雷光。耳，鲜有不助其虐者也。明家健其脾中之阳，一举而三善焉。一者脾中之阳气旺如天清日朗而龙雷自然潜伏。一者脾中之阳气旺而胸中寒滞之阴，如太光不留，翳也。一者脾中之阳气旺而饮食运化精华，复能生其下竭之血也。况地气必先蒸土而温，然后升腾为云。若上无蒸而不湿则地气于中阳绝矣。天气不常清乎，且万物以土为根。气以土为宅，可不慎与。凡咳嗽连年，损伤肺气时吐血一、二口，遇劳即发，此劳伤肺气，所吐之血不粘而散，此脾肺虚极之验也。治宜：

补中益气汤：陈皮、柴胡、升麻、炙草、姜、枣水煎服。加麦冬、五味子、熟地、山药、茯神、远志服。盖脾统血，肺主气，此劳伤脾肺，致血纵行，理宜健脾肺之气，令气旺自能嘘血归经也。

根元氣以土為宅可不慎歟
凡咳嗽連年損傷肺氣時吐血一二口遇勞即
發此勞傷肺氣所吐之血不粘而散此脾
肺虛極之驗也治宜
補中益氣湯 黃芪 人參 白朮 當歸
陳皮 柴胡 升麻 炙草 姜棗水煎服
加麥冬五味子熟地山藥茯神遠志服蓋脾
統血肺主氣此勞傷脾肺致血縱行理宜
健脾肺之氣令氣旺自能噓血歸經也

經曰氣主嘘之如吐血常膿者肺葉損也去麥味遠志加白及

陰虛火動而吐咯血者禁用知柏此火乃龍雷之火腎中寒冷無可安之宅穴不得已而遊行于上故血亦隨火而逆上驗其脈右寸關洪大有力而尺脈微緩似無急以桂附二味純陽之品加于六味純陰水中令腎中溫暖加冬至一陽來復于水土之中龍雷之火自然歸就原宅不用苦寒而火自降不必止血

《经》曰：气主嘘之如吐血，常脓者肺叶损也，去麦、味、远志加白芨。

阴虚火动而吐、**咯血**者，禁用知柏，此火乃龙雷、之火，肾中寒冷无可安之宅穴，不得已而游行于上，故血亦随火而逆上。验其脉，右寸、关洪大有力而尺脉微缓似无，急以桂、附二味纯阳之品加于六味纯阳水中，令肾中温暖。加冬至一阳来，复于水土之中，龙雷之火自然归就原宅，用苦寒而火自降，不必止血而血自止矣。若阴中水干而火独炎者，又当去桂、附加知、柏于六味中，用纯阴之品以壮水，有何不可？盖肾经吐血俱是下寒上热，阴盛于下，逼阳于上之假症，凡见下寒上热，其脉寸强尺弱等病，俱是阴虚火动之假阳也。若脉寸、关尺俱大有力，乃是阳盛阴虚，【】【】的用纯阴之药，谁曰不宜。如**阴虚火动**，禁用知、柏，当用温热之品，如理中，理中焦脾土也。此系下焦肾中先天之真气

而血自止矣若陰中水乾而火獨炎者又
當去桂附加知柏于六味中用純陰之品以
壯水有何不可蓋腎經吐血俱是下寒上
熱陰盛于下逼陽于上之假症凡見下寒上
熱其脈寸強尺弱等病俱是陰虛火動
之假陽也若脈寸關尺俱大有力乃是陽盛
陰虛者景的用純陰之藥誰曰不宜
如陰虛火動禁用知柏當用溫熱之品如理中
理中焦脾土也此係下焦腎中先天之真氣

與心肝脾肺胃毫不相干且芪术芎歸干姜甘草乃後天諸經之藥俱入不到腎家惟仲景八味丸方爲對症腎中一水一火地黄狀水之主桂附益火之源水火既濟之道也水火者誠後天氣血之根後天之陽主脾肺後天之陰主心肝然後天之陰陽氣血也而必根于先天之真陽真陰之水火也先天之水火誠後天氣血之源也以先天真陰真陽論之陽根天陰陰根于陽真陽虚者從陰引陽六味加桂附是也

与心、肝、脾、肺、胃毫不相干，且芪、术、芎、归、干姜、甘草乃后天诸经之药，俱入不到肾家，唯仲景八味丸方对症。肾中一水一火，地黄状水之主，桂、附益火之源，水火既济之道也。水火者，诚后天气血之根，后天之阳，主脾肺后天之阴，主心、肝，然后天之阴阳气血也，而必根于先天之真阳、真阴之水火也。先天之水、火，诚后天气血之源也，以先天真阴真阳论之，阳根天阴，阴根于阳，真阳虚者，从阴引阳，六味加桂附是也。

真陰虚者從陽引陰六味是也至于假陰假陽又有分焉
夫血者乃五穀之精氣所化隨氣布於周身以榮養百脈也經曰氣行則血行氣凝則血聚觀此二語凡治血症須當調氣氣和則血亦流暢歸源也矣蓋血何由而上逆為吐衄下逆為便血溺血皆由于不自調養任食生冷烹煮蘊積腸胃積久成熱熱氣上壅則吐衄下逆則便血溺血亦有胃暑傷

真阴虚者，从阳引阴，六味是也，至于假阴、假阳又有分焉。夫血者，乃五谷之精气所化，随气布于周身，以荣养百脉也。《经》曰：气行则血行，气凝则血聚。观此二语，凡治血症，当调气，气和则血赤流畅归源也矣。盖血何由而上逆为吐衄，下逆为便血、溺血？皆由于不自调养任食生冷烹煮，蕴积肠胃，积久成热，热气上壅则吐衄，下逆则便血溺血，亦有胃署伤热者，

熱者積有食死血濕熱之分消破却濕清熱
各照條規傷熱者清而解之
若小兒常患鼻血時流時止或間日又來者蓋由
乳母多食煎炙之物毒氣以致乳濁令兒吃
之釀成濕熱停留胃中凝滯無歸因火逼上
沖故鼻出血生瘡也或七八歲自食生冷煎
炙之物停積上逆則吐衄下迫則便血其治均
以消積清理
沉香末子治乳食傷脾以致嘔吐瀉泄痢瘧腹疼

积有食、死血，湿热之分消破，却湿清热，各照条规，伤热者消而解之。若**小儿常患鼻血**，**时流时止**，或间日有来者，盖由乳母多食煎炙之物，毒气以致乳浊，令儿吃之酿成湿热停留胃中，凝滞无归，因火逼上冲，故鼻出血、生疮也。或七、八岁自食生冷、煎炙之物，停积上逆则吐衄，下迫则便血，其治均以消积清理。沉香末子治**乳食伤脾**以致呕吐、泻泄、痢、疟、腹疼、

大便血凡腹脹噯氣嘔酸洩臭屁粘糖之類
俱作傷食論
香附鹽炒 檳榔 厚朴薑炒 陳皮各四兩，炒 只殼炒 只實炒
青皮炒 山查 神曲炒 麥芽炒 萊服炒 柴胡
桔梗各一兩二錢 白朮土炒 川芎一兩二錢 炮姜一兩 沉香一兩，另研 木香一兩，另研
共為末每一歲七分二三歲一錢空心薑湯下便血
米湯下小兒下血多因食傷脾，脾虛不攝血食
消便自健旺不治血而自愈止截之方無益也

大便血，凡腹胀、嗳气、呕酸、泄臭屁、粘糖之类，俱作伤食论。香附盐炒，槟榔、厚朴姜炒，陈皮各四两，炒，只谷炒，枳实炒，青皮炒，山查、神曲炒，麦芽炒，莱菔炒，柴胡、桔梗各一两二钱，白术土炒，川芎一两二钱，炮姜一两，沉香一两，另研，木香一两，另研，共为末，每一岁七分，二、三岁一钱，空心，姜汤下。便血，米汤下。小儿下血多因食伤脾，脾虚不摄血，食消便自健旺，不治血而自愈，止截之方无益也。

按諸失論諸失血總繫指各臟腑而言之也確有至理存焉細看諸失血有緩急之分有新旧之異更有陰陽虛實之別即如咳唾咯勞傷吐血等病當用調補之劑乃失血之緩者也必費調理始痊至于吐衄耳眼便溺失血是急症確有新久新者可用劫劑止截久者宜補而兼清若脈微遲或浮大而緩純用益氣甘溫之品猶恐不及尚敢言清乎是于清君揀選清補止截

按：**诸失论：**诸失血总系指各脏腑而言之也，确有至理存焉。细看诸失血，有缓急之分，有新旧之异，便有阴阳虚实之别，即如咳、唾、咯、劳伤吐血等，病当用调补之剂，乃失血之缓者也，必费调理始痊。至于吐衄，耳眼便溺失血，纵是急症，确有新久。新者，可用【】剂止截。久者，宜补而兼清，若脉微、迟或浮大而缓，纯用益气甘温之品，犹恐不及，尚敢言清乎？是于清君拣选清补止截。

诸方列于前后，以备采焉。吾今后之有业此者，慎不可勿。诸用苦寒以止截者，不过暂抑阳光耳，但不若芎归汤加牛膝引血下行，如自汗者，去牛膝加黄芪、白芍、炮姜、去炙草，又生脉散加丹皮、生地、阿胶最妥，不用苦寒，庶免夭伤之患也。有谓吐衄血者，宜降气，气逆则**吐衄**也。**苏子降气汤：**苏子、陈皮、半夏、前胡、厚朴、当归、肉桂、甘草去桂加降香末入童便和服或沉香姜煎。

諸方列于前後以備採焉吾今後之有業此者慎不可勿諸用苦寒以止截者不過暫抑陽光耳但不若芎歸湯加牛夕引血下行如自汗者去牛夕加黃芪白芍炮姜炙草又生脈散加丹皮生地阿膠最妥不用苦寒庶免夭傷之患也

有謂吐衄血者宜降氣氣逆則吐衄也

蘇子降氣湯 蘇子 陳皮 半下 前胡 厚朴 當歸 肉桂 甘草 去桂加降香末入童便和服或沉香姜煎

按此湯治虛陽上攻致氣不得升降上盛下虛痰涎壅閉喘噓不利或因虛火上冲吐衄蘇陳前胡厚朴半夏皆能降逆氣之降則痰行血自順當歸潤以和血又能引血歸脾故名當歸甘草之以緩中下虛上盛必用肉桂引火歸源也

清熱滋陰湯治吐血衄血便血溺血

當歸 川芎 赤芍 生地 丹皮 知母

按：此汤治虚阳上攻致气不得升降，上盛下虚痰涎壅闭，喘嘘不利或因虚火上冲吐衄。苏、陈、前胡、厚朴、半夏皆能降逆气，气降则痰行血自顺。当归润以和血又能引血归脾，故名当归。甘草可以缓中，下虚、上盛必用桂引火归源也。

清热滋阴汤：治吐血、衄血、便血、溺血。当归、川芎、赤芍、生地、丹皮、知母

黃柏 元參 黑梔子 陳皮 白朮

麥冬去心 阿膠 甘草 水煎

身熱加柴胡黃芩骨皮吐衄血加炮薑

柏葉炒便血加炒槐花溺血加黑梔子車前

全生飲治吐血衄血唾血咳血咯血

藕汁 茅根汁 韭汁 梨汁 刺刺菜汁

蒲萄汁 白蜜 竹瀝 薑汁 童便各半盅

和服此方治諸血之總司也

卒暴吐血

黄柏、元参、黑栀子、陈皮、白术、麦冬去心、阿胶、甘草，水煎。身热加柴胡、黄芩、骨皮，吐衄血加炮姜、柏叶炒，便血加炒槐花，溺血加黑栀子、车前。

全生饮：治吐血、衄血、唾血、咳血、咯血藕汁、茅草汁、韭汁、梨汁、刺刺叶汁、葡萄叶、白蜜、竹沥、姜汁、童便各半盅，和服此方，治诸血之总司也。

卒暴吐血

四生飲　生側柏葉　生艾葉　生地　生荷葉
俱入童便浸過水煎入降香末和服氣虛入人參
湯一盅
神方治吐血不止　炙生地五錢扭汁和入大黄末
二錢入鍋滾三沸服
一吐血覺胸中氣壅吐紫血者此三焦積熱也
桃仁承氣湯　加玉金末一錢童便半盅和服
一酒色過度或勞役勞心過度血氣總行
口鼻血出如湧泉須臾不救治宜

四生饮：生侧柏叶、生艾叶、生地、生荷叶，俱入童便浸过，水煎，入降香末和服，气虚入人参汤一盅。

神方治吐血不止 炙生地五钱，扭汁，和入大黄末二钱入锅，滚三沸服。

吐血觉胸中气壅，吐紫血者，此三焦积热也。

桃仁承气汤：加郁金香末一钱，童便半盅和服。酒色过度或劳役劳心过度，血气纵行，口鼻血出如涌泉，须臾不救。治宜：

參柏飲　人參　側柏葉煎乾　等分為細末
每用二錢入飛羅麵二錢新汲水調和稀糊服
一方釜底墨研細三錢米湯調下連三付
一吐血不止發熱面紅胸膈脹滿手足厥冷煩
燥不寧
加味芎歸湯　當歸身二錢　川芎錢半　肉桂三錢　水煎服立效
有每言語過多即吐血一二口遇勞即發此勞
損肺氣其血必散宜服
補中益氣湯　加麥冬五味子熟地山藥茯神遠志立效

参柏饮：人参、侧柏叶煎干，等分为细末，每用二钱入飞罗面二钱，新汲水调和稀糊服。**一方：**釜底墨研细三钱，米汤调下，连三付。吐血不止，发热、面红、胸膈胀满，手足厥冷，烦燥不宁。

加味芎归汤：当归二钱，川芎钱半，肉桂三钱，水煎服立效。有每言语过多即吐血一、二口，过劳即发。此劳损肺气，其血必散。宜服。

补中益气汤：加麦冬、五味子、熟地、山药、茯神、远志立效。

一人吐血每遇勞即作嗽痰血俱出脾胃腎三脉俱洪數 補中益氣湯加貝母茯苓麦冬五味子山藥山萸

一吐血咳嗽上喘心慌命在目下脉洪火盛

二黃煎 生地扭汁半碗 白童便半碗用煎一沸入大黃末二錢和勻服 並治暴吐血不止 吐血有塊者四物湯加大黃

一先惡心嘔血成碗成盆者由怒氣逆甚所致

四物湯 加炒黑支子二錢 水煎入童便一盅姜汁少不如韭汁

人吐血，每过劳即作咳嗽，痰血俱出，脾、胃、肾三脉俱洪数，补中益气汤加贝母、茯苓、麦冬、五味子、山药、山萸。吐血咳嗽，上喘心慌，命在日下，脉洪火盛：

二黄煎：生地扭汁，半碗，白童便半碗，用煎一沸入大黄末二钱，和匀服。并治暴吐血不止。吐血有块者四物汤加大黄。先恶心呕吐成碗、成盆者，由怒气逆甚所致。四物汤加炒黑栀子二钱，水煎入童便一盅，姜汁钱。不如韭汁。

有患时时吐紫血，是上有蓄血，其人必胃口内常隐隐作疼。

香郁金丸： 郁金一两，元胡一两，桂心二钱，降香二钱，共为细末，酒糊丸如芥子大，徐徐津下五十丸。凡肾经血吐，俱是下寒上热，逼阳于上之假症。症有二：有少阴伤寒，寒在肾，面赤口渴，饮水不下，咽下即吐，胸烦小腹疼，或不疼，或呕，用仲景**白通汤：** 制附子、炮姜、葱姜煎一服而愈。有命门火衰，真阴失守、水泛逼阳，上浮面赤。

有患時〻吐紫血是上有蓄血其人必胃口
内常隱〻作疼
香鬱金丸　鬱金一两　元胡一两　桂心二錢　降香二錢
共為細末酒糊丸如芥子大徐〻津下五十丸
凡腎經吐血俱是下寒上熱逼陽于上之假症
症有二有少陰傷寒〻在腎面赤口渴飲水
不下咽下咽即吐胸煩小腹疼或不疼或嘔用仲景
白通湯　製附子　炮姜　葱姜煎一服而愈
有命门火衰真陰失守水泛逼陽上浮面赤

喘嘔[illegible]血用寒涼至死八味丸最應能令腎中溫暖如冬月一陽來復于水之中龍雷之火自能歸就原宅血不治而自止一見腎寒足冷脈治即用之

傷寒陰虛辨 傷寒假症大小便閉 陰虛假症大小便利

又有血從鬱致而吐但鬱之一字不但憂思成鬱其人素有陰虛火症或外感風寒濕閉塞毛竅即為鬱之于經絡經絡之火不得發泄血即隨火縱從鼻而出視其面色多滯喜

喘呕【】【】血，用寒【】【】死，八味丸最应，能令肾中温暖，如冬月一阳来复于水之中，龙雷之火自能归就原宅，血不治而自止。一见肾寒足冷脉，治即用之。

伤寒阴虚辨：伤寒假症，大小便利。又有血从郁数而吐，但『郁』之一字，不但忧思成郁，其人素有阴虚火症，或外感风寒湿闭塞毛窍，即为郁，郁于经络，经络之火不得发泄，血即随火纵，从鼻而出，视其面色多滞，喜呕口苦或口酸，乃是肝郁也，治当散肝郁令其条达而自止。

逍遥散： 当归、白术、茯苓、白芍、柴胡、薄荷、炙草，加苏叶、香附，水煎。

有内伤冷物、硬食，郁于胃脘，胃脘之火不得舒展，血亦随火纵行，从口而出，其腹必胀而疼，嗳气不透，乃胃郁也，治当解胃郁。

平胃散： 苍术一钱，厚朴二钱，陈皮二钱，甘草二分，生姜十片，加曲卜、山查，甚加大黄、枳实，冷物加姜、桂、草果、砂仁。

嘔口苦或口酸乃肝鬱也治當散肝鬱令其條達而自止

逍遙散 當歸 白朮 茯苓 白芍 柴胡 薄荷 炙草 加蘇葉 香附 水煎

有內傷冷物硬食鬱于胃脘胃脘之火不得舒展血亦隨火縱行從口而出其腹必脹而疼噯氣不透乃胃鬱也治當解胃鬱

平胃散 蒼朮一錢 厚朴二錢 陳皮二錢 甘草二分 生薑十片

加曲卜山查 甚加大黃只實 冷物加姜桂草果砂仁

嘔血吐血出于胃脈必大而芤其原本于負重或奔走遇急六經受傷重者從脊而上如潮湧至勢不可遏當任其出勿強止既出者敗血也縱止復出亦不歸經待稍少時以消血潤下之劑令敗血可行方效

潤下湯 牛夕 蘇木 丹皮 降香 梔子 各一錢

水煎入童便一鍾和服

如傷輕者溢出胃脘嘔吐成盆須看紫色者是宿血任其出鮮紅者是新血即用止清止之

呕血、吐血出于胃，脉必大而芤。其原本于负重或奔走遇急，六经受伤，伤重者从脊而上，如潮涌至，势不可遏挡。任其出，勿强止。所出者，败血也。纵止复出亦不归经，待稍少时，以消血润下之剂，令败血可行方效。

润下汤：牛膝、苏木、丹皮、降香、栀子，各一钱，水煎，入童便一盅和服。

如伤轻者，溢出胃脘，呕吐成盆，须看紫色者是宿血，任其出，鲜红者是新血，即用止清止之。

止法外以冷水濯足或以水噴其面令驚
即止
內用寧胃湯 牛夕 當歸 梔子 側柏 荷葉
降香 童便煎入京墨汁一匙
一傷熱動火吐血或飲酒動火吐血血隨火
上為逆
轉逆為順飲 大黃醋炒 生地 杏仁 丹皮
牛夕下 水煎入童便
蘇子降氣湯 吐血宜降氣 加人參阿膠沉香

止法外以冷水濯足，或以水喷其面，令惊即止。内用**宁胃散汤**：牛膝、当归、栀子、侧柏、荷叶、降香，童便煎，入京墨汁一匙。伤热动火吐血，或饮酒动火吐血，血随火上为逆。

转逆为顺饮：大黄醋炒、生地、杏仁、丹皮、牛膝二分，水煎入童便。

苏子降气汤：吐血宜降气，加人参、阿胶、沉香。

一方：发灰、阿胶、藕汁、生地汁、刺刺菜汁、京墨汁，水煎和下即止。

又方：生地、郁金、降香，浓煎服，立止。　吐血、膈热、舌干、头疼，

石膏散：石膏、麦冬、黄芩、生地、升麻、竹茹、干葛、花粉、炙草，水煎服。

诸失血：藕节烧灰存性。竹节烧灰存性，好墨炒尽烟，等分共末，每服二铢，童便、黄酒下。鼻血不甚不用治，若流不止，止截法：以水布搭，

鼻冲，或以凉水洗顶后即止。如不止，服**犀牛角地黄汤**：犀角、生地、白芍、丹皮。　又方：**黄芩治久衄**神效。

时时鼻血，是上有宿血，服上犀角地黄汤：白芍、赤芍加归尾、桃仁、生地、桂心三分，少减。　时时吐血是上瘀血心下，手不敢按。

桃仁承气汤：桃仁七分，桂枝一钱，芒硝一钱，炙草一钱，大黄酒浸，二钱，丹皮一钱，只谷麸炒，一钱，水酒各半煎。咳血出于肺，咳出痰内有血也，有热壅损肺之别，

鼻衝或以涼水洗頂後即止如不止服
犀角地黄湯　犀角　生地　白芍　丹皮
又方　黄芩一两　白芨二錢　水丸治久衄神效
時時鼻血是上有宿血服上犀角地黄湯
白芍　赤芍加歸尾　桃仁　生地　桂心三分　少減
時時吐血是上瘀血心下手不敢按
桃仁承氣湯　桃仁七分　桂枝一錢　芒硝一錢　炙草一錢
大黄酒浸二錢　丹皮一錢　只殼麸炒一錢　水酒各半煎
咳血出于肺咳出痰内有血也有熱壅損肺之別

熱壅于肺，肺經多氣少血，因火約肺血，隨火帶
痰而出，宜滋不宜燥。
清肺飲 當歸 白芍 枯苓 桔梗 貝母
花粉 麥冬 丹皮 知母 白朮 甘草
久嗽損肺，咳吐膿血，宜補忌寒涼。
補肺湯 阿膠 白芨 苡仁 桔梗 生地
橘紅 貝母 甘草 共末蜜丸噙化
須看痰色黃而成塊者，出于胃口，加海石。
若一点一絲從肺經來，是肺經少血為虛，

热壅于肺，肺经多气少血，因火约肺血，随火带痰而出，宜滋不宜燥。

清肺饮： 当归、白芍、枯芩、桔梗、贝母、花粉、麦冬、丹皮、知母、白术、甘草。

久咳损肺，咳吐脓血，宜补忌寒凉。

补肺汤： 阿胶、白芨、苡仁、桔梗、生地、橘红、贝母、甘草，共末蜜丸噙化。须看痰色黄而成块者，出于胃口，加海石。若一点一丝从肺经来，是肺经少血为虚，

火能逼虽少亦出渐至肺枯[宜]以领一身
之气其病最深宜服
保金丸 阿胶二两 生地一两 麦冬五钱 甘草五钱 贝母五钱
白芨五钱 青黛五钱 百合五钱
共末水为丸菉豆大每五七十丸细嚼下
咳出血色浅淡似肉者为白血必死
咯血出于胃不嗽而咯出血疙瘩也或痰中
血块而出其原由于胃中素有宿血块
初病咯出之为好不药自愈若咯久常有者

火【】逼虽少亦出，渐至肺枯，【】以领一身之气，其病最深，宜服**保金丸：**阿胶二两，生地一两，麦冬五钱，甘草五钱，贝母五钱，白芨五钱，青黛五钱，百合五钱。共为末，水为丸，绿豆大，每五、七十丸，细嚼下。咳出血色浅淡似肉者为白血，必死。咯血出于胃，不嗽而咯出血疙瘩也，或痰中血块而出，其原由于胃中素有宿血块，初病咯出之为好，不药自愈，若咯久常有者，

四物湯 加青黛 牛夕 熟地 知母 桃仁 丹皮 入童便

傷力吐痰血

七傷散 黃葉子錢半 白葉子錢半 元胡五分 赤芍七分半 當歸五分

玉金二分半 山藥二分 乳香二分 沒藥二分 血竭二分

紅花一錢 知母五分 共末 煎 當歸湯調下

勞嗽血

補肺湯 人參二錢 五味子二錢 紫苑二錢 冬花二錢 桑皮三錢

麥冬三錢 肉桂二錢 石石英二錢 阿膠一錢 白芨一錢 姜煎

九竅出血 一方艾三錢 酒煎通口服之

四物汤：加青黛、牛膝、熟地、知母、桃仁、丹皮入童便。

伤力吐痰血，**七伤散：**黄叶子钱半，白叶子钱半，元胡五分，赤芍七分半，当归五分，郁金二分半，山药二分，乳香二分，没药二分，血竭二分，红花一钱，知母五分，共末，煎，当归汤调下。

劳嗽血，补肺汤：人参二钱，五味子二钱，紫苑二钱，冬花二钱，桑皮三钱，麦冬三钱，肉桂二钱，石石英二钱，阿胶一钱，白芨一钱，姜煎。

九窍出血方：艾三钱，酒煎通口服之。

瞿麥飲

瞿麥一大把　生姜一錢半　支子三个　灯心五分
炙甘草五錢　棗五个　水煎　虛弱者
人參芎歸湯各一錢半　荊芥一錢　水煎　再調皂角髮同燒灰存性
為末煎茅根一錢半湯下

按腸風臟毒古法治之似混既之原傷由于色慾勞役多食煎炒毒物所致治宜分路而取色慾勞役宜補而兼清斷不可收攝色慾必傷陰六味滋乎腎陰勞役必傷氣補中益氣養其脾肺原所堅固而血自然安妥煎炒毒物所傷不過停留在胃傷乎血分

瞿麦饮： 瞿麦一大把，生姜一钱半，栀子三个，灯心五分，炙甘草五钱，枣五个，水煎。虚弱者，人参芎归汤各一钱半，荆芥一钱，水煎，再调皂角，同烧灰存性为末，煎茅根一钱半，汤下。**按：** 肠风脏毒，古法治之似混，既之原伤由于色欲劳役，多食煎炒毒物所致，治宜分路而取。色欲劳役，宜补而兼清，断不可收摄。色欲必伤阴，六味滋乎肾阴，劳役必伤气，补中益气养其脾肺，原所坚固而血自然安妥。煎炒毒物所伤不过停留在胃，伤乎血分，

色濁而黯是毒所致治宜敗毒為主虛弱者
參可加觀敗毒散加人參可知矣久則純用
補原納血歸經補中益氣湯去柴胡升麻炒黑
再加炮姜久服取效此探本援原之方也
腸風下血疑是色慾勞役先傷乎血分感成
風寒濕束其經絡血不得流暢隨由大腸
而出是外感束住內熱令血下行而成隨感
隨見治當散風行濕斷下為主虛弱者
參可加其色鮮脈必浮

色浊而黯，是毒所致，治宜败毒为主，虚弱者参可加观，败毒散加人参可知矣。久则纯用补原纳血归经。补中益气汤去柴胡、升麻炒黑，再加炮姜，久服取效。此探本援原之方也。

肠风下血，疑是色欲劳役，先伤乎血分，感成风、寒、湿，束住内热，令血下行而成，随感随见，治当散风行湿，断下为主。虚弱者参可加。其色鲜脉必浮。

初起散風盛濕清腸飲

羌活 荊芥 防風 茯苓 槐花 梔子

冬 烏藥 地榆 黄連炒 吴萸 水煎

久則方用探本援原

臟毒疑是多食毒物蘊積腸胃是肉傷血而成積久始見治當養血敗毒下血腹中隱隱作疼者是血滞有塊加桃仁肉桂玉金丹皮和之觀古方四物敗毒可知矣久則宜升補又詳遵生書中立方方中用地榆此味

初起散风，盛湿清肠饮：羌活、荆芥、防风、茯苓、槐花、栀子、冬【】、乌药、地榆、黄连炒、吴萸，水煎。**久则方用：探本援原。**脏毒疑是多食毒物蕴积肠胃，是肉伤血而成，积久始见。治当养血败毒下血。腹中隐隐作疼者是血滞有块，加桃仁、肉桂、玉金、丹皮和之。观古方四物败毒可知矣。久则宜升补。又祥《尊生》书中立方，方中用地榆，此味乃斷下之藥色暗而濁是毒盛于中敗之不及又云臟毒豈可用斷下之品截之用槐花為君佐條芩梔子極是均清大腸之邪火動其血也治當色暗而濁脈沉滯

養血敗毒飲

當歸八下 川芎五下 白芍六下 生地一錢 黃連炒七下 梔子炒七下

槐花炒一錢 條芩生一錢 阿膠炒七下 烏藥八下 炮姜三下 側柏葉六下

地榆最忌水煎 久則只宜補元

乃断下之药，色暗而浊，是毒盛于中，败之不及，又云脏毒，岂可用断下之品截之。用槐花为君，佐条芩、栀子极是，均清大肠之邪火，动其血也。治当色暗而浊、脉沉滞。

养血败毒饮：当归八分，川芎五分，白芍六分，生地一钱，黄连七分，炒，栀子七分，炒，槐花一钱，炒，条芩一钱，生，阿胶七分，乌药八分，炮姜三分，侧柏叶六分，地榆最忌水煎。久则宜补元

補中益氣湯

腸風臟毒下血不分遠近只驗血色清濁可也 去柴胡 升麻 加炮姜倍參芪

下血不帶糞者是肉損元氣也審明何臟只宜補托

忽暴下血者是火冲其血也不過涼之而已 槐花條芩不可少

下血頭疼及眩昏者是氣虛也作雜症治療大凡只宜補之

下血肛门腫疼者是火 槐花條芩苦參煎

外用黄連干姜少許為末敷之

下血腸胃閉悶是積血熱 黄連 枳殼 丸服

补中益气汤去柴胡、升麻，加炮姜，倍参、芪。　肠风脏毒下血，不分远近，只验血色，清、浊可也。　下血不带粪者，是肉损元气也，审明何脏，只宜补托。

忽暴下血者，是火冲其血也，不过凉之而已。　槐花条芩不可少。　下血头疼及眩、昏者，是气虚也，作杂症治疗，大凡只宜补之。

下血肛门肿疼者是火，槐花、条芩、苦参煎，外用黄连、干姜少许为末敷之。

下血肠胃闭闷，是积血热，黄连、枳壳，丸服。

下血，肛门内滞疼是血瘀，桃仁承气汤下之。

观音救苦方，治下血：木香、黄连，将黄连切片煎，木香于内，慢火焙干为末，乌梅摄为丸，桐子大，每五十丸，空心白开水送下，兼治赤痢。**下血腹不疼，血紫黑或如豆汁**，是湿毒。

连归汤：黄连二钱，当归二钱，炙草一钱二分，水煎。

下血腹疼，色鲜是热毒。**芍药黄连汤**：白芍、黄连、当归、大黄、

官桂　炙草　水煎　疼甚加木香檳榔
余按失血詳之仲景云蓄血症破則愈若血上
行後忽痢為邪欲去血不治而自止經曰血下
行為順易治血上行為逆其治難之于用藥
也血熱則流暢血寒則凝結藥用大熱則燥
陰愈助陽火上冲藥用苦寒則血必凝亦
令陽氣作餒許失血之中惟吐血最重
衄行清道由經而出喉喉道通經走而不
守其血為走經之血隨火而升火氣急

官桂、炙草，水煎，疼甚加木香、槟榔。余按：失血祥之，仲景云：蓄血症破则愈。若血上行后忽痢为邪欲去血，不治而自止。《经》曰：血下行为顺，易治。血上行为逆，其难治，难于用药也。血热则流畅、血寒则凝结，药用大热则燥阴，愈助汤火上冲，药用苦寒则血必凝，亦令阳气作馁，许失血之中唯吐血最重，衄行清道，由经而出喉，喉道通，经走而不守其血，为走经之血，随火而升，火气急则血随经直犯清道而出于鼻犀角地黄汤对症之药一投而痊咽道通胃守而不走守营之血存于胃中胃气虚血无统摄则咳咯呕吐而出于口观胃虚二字治当固元为本初则宜降气不宜降火降火者必用芩连在初起之时不得已而用芩连者必须用酒炒黑始可中病即已经曰过其制是也不然再加以炮姜肉桂令其温和庶免凝结之差犹之凉水掺热茶令其温也此用药之枢机

则血随经直犯清道而出于鼻。犀角地黄汤对症之药，一投而痊，咽道通胃，守而不走。守营之血存于胃中，胃气虚，血无统摄，则咳、咯、呕血而出于口。观胃虚二字，治当固元为本，初则宜降气，不宜降火，降火者必用芩、连。在初起之时不得已而用芩、连者，必须用酒炒黑始可，中病即已。《经》曰『过其制』是也。不然，再加以炮姜、肉桂令其温和，庶免凝结之差，犹之凉水掺热茶，令其温也。此用药之枢机。

難以告人耳余常見有用苓連徐徐傷胃作疼傷脾作瀉脾虛愈不能統血血愈不歸經以致面赤身熱口舌乾燥是不知用藥之變通也到此束手待斃況血宜行不宜止方中加丹皮生地稍可荷葉童便妙品也血不歸經宜降氣降香沉香最得若氣虛宜補又不宜降參芪酌加陽旺陰長古人常訓也按先矣立方有四生飲藥用生地凉血即佐生荷葉仰盂之象震最能

难以告人耳。余常见有用芩、连徐徐伤胃作疼，伤脾作泻，脾虚愈不能统血，血愈不归经，以致面赤身热、口舌干燥，是不知用药之变通也。到此束手待毙。况血宜行不宜止，方中加丹皮、生地稍可，荷叶、童便妙品也。血不归经宜降气，降香，沉香最得，若气虚宜补，又不宜降。参、芪酌加，阳旺阴长，古人常训也。**按**：先【】立方有四生饮，药用生地凉血，即佐生荷叶，仰盂之象震，最能

運血又有生艾葉溫二者令其氣凝側柏之
苦寒下行立方之妙若神也又童便和入最
為上策古常曰治血症用苦寒百不一生
用溲溺百不一死豈虛語哉一切失血愈後頭暈十全湯
小便血尿血有虛有實實是火服下方
虛有二心虛宜養心血養心湯腎虛宜滋水收攝
尿血不疼是火心經移熱于小腸導赤散
一膀胱蓄熱 五苓散加滑石
一小便後有數點血 五苓散加赤芍
一尿血五苓四物湯白朮易蒼朮
一膀胱蓄血尿血如米粟澀疼

运血。又有生艾叶温二者，令其气凝，侧柏之苦寒下行，立方之妙若神也。又童便和入最为上策。古常曰：治血症用苦寒百不一生，用溲溺百不一死，岂虚语哉？一切失血，愈后头晕，十全汤。

小便血、**尿血**，有虚有实。实是火，服下方。虚有二，心虚宜养心血，养心汤。肾虚宜滋水收摄。

尿血不疼是火，心经移于小肠，导赤散。**膀胱蓄热**，五苓散加滑石。

小便后有数点血：五苓散加赤芍。**尿血**：五苓四物汤，白术易苍术。

膀胱蓄血，**尿血如米粟**，**涩疼**

瞿麥飲　瞿麥　萹蓄　牛膝稍　甘草稍

色慾過度致小便下血血下如刀刺痛大概傷乎腎元腎與膀胱為表裏凡色慾傷精之由腎來又精為血化精傷則腎虛腎虛不能攝其血血之住膀胱沸騰蕩燒火熱而下也所以下如砂如粒以致尿與血不分耳

金匱腎氣丸　八味去附加牛膝車前子　最妥

婦人小便血尿血

瞿麦饮：瞿麦、萹蓄、牛膝梢、甘草梢。**色欲过度致小便下血，**血下如刀刺疼，大概伤乎肾元，肾与膀胱为表里，凡色欲伤精由肾来，又精为血化，精伤则虚，肾虚不能【】摄其血，血住膀胱，沸腾荡烧火热而下也，所以下如砂如粒，以致尿与血不分耳。

金匮肾气丸：八味去附加牛膝、车前子，最妥。

妇人小便血、尿血

当归饮：当归、赤芍、羚羊角各一钱七分，生地、大蓟叶。**舌血出如涌泉，升麻汤：**升麻一钱半，茜根一钱半，小蓟根一钱半，艾七分半，石膏二钱。水煎入生地汁一盅和服。**舌血出如绵 妙香散：**山药、茯苓、茯神、远志、人参、黄芪、桔梗各五分，炙草五分，木香二分半，射少许，辰砂二分，共末。槐花末二分后掺之。先煎麦冬六钱，汤调上末服。**又方：**用发灰调敷舌上。

耳出血 龍骨末吹入即止

瘀血 枯凡一下 胭脂三下 丹皮末三下 射少許 吹之

肛门下血如綿是痔

芎歸散 當歸 川芎 黃芪 荊芥穗

槐花 地榆 木賊 髮灰 神曲 阿膠各二錢 用蒲黃炒

一尿血小腹脹急而疼尿之澀滯點滴是血瘀

五妙湯 檳榔 赤芍 丹皮 滑石 大黃 水煎

一切失血尋衣摸床揖空搖頭妄語乃陰脫

陽燥熱之極也氣粗鼻干 其脈弦浮而虛 最難治

耳出血：龙骨末吹入即止。**瘀血：**枯矾一分，胭脂三分，丹皮末三分，射少许吹之。**肛门下血如绵，**是痔。**芎归散：**当归、川芎、黄芪、荆芥穗、槐花、地榆、木贼、发灰、神曲、阿胶各二钱，用蒲黄炒。**尿血小腹胀，急而疼，**尿之涩滞点滴是血瘀。**五妙汤：**槟榔、赤芍、丹皮、滑石、大黄、水煎。一切失血，寻衣摸床、摄空摇头、妄语乃阴脱，阴燥热之极也，气粗鼻干其脉弦浮而虚，最难治。

生地黄连汤 当归 川芎 生地各七钱 赤芍 黄连
黄芩 栀子各三钱 防风钱半 水煎
蓄血症多饮水不下咽小便利大便黑跌打
闪挫奔走努力因屈致怒皆致蓄血或胸肋
小腹疼手不敢近者即是
心下疼手不敢近者是蓄血在上
桃仁承气汤 桃仁 桂枝 北硝 炙草各一钱 大黄二钱
丹皮一钱 只谷一钱 水酒煎
脐腹小肿大疼是蓄血在下

生地黄连汤：当归、川芎、生地各七钱，赤芍、黄连、黄芩、栀子各三钱，防风钱半，水煎。**蓄血症**，多饮水不下咽，小便利，大便黑，**跌打闪挫**，**奔走努力**，**因屈致怒**，**皆致蓄血或胸肋**、**小腹疼**，手不敢近者是蓄血在上。

桃仁承气汤：桃仁、桂枝、芒硝、炙草各一钱，大黄二钱，丹皮一钱，只谷一钱，水酒煎。脐腹小肿大疼，是**蓄血在下**。

生地三钱 犀角一钱 大黄二钱 桃仁三钱 水酒三盅煎
至一盅半入生漆一钱二分 再煎至一盅服 血不下再一服
又方 醋煮大黄一两 桃仁一两 益元散一两 干膝五钱炒尽烟
生牛膝五钱 醋糊丸 菉豆茶下七十丸
余按 咯血前贤谓出于肾 肾居脊之间 既曰咯出
血疙瘩 若疙瘩蓄于肾经 何得咯之而吐出
疑该是出于胃 胃按乎咽 故咯之能出 若肾
经蓄有疙瘩 是肾经之病 其人必腰疼
屈伸不便 其治在肾 方用立安散对症

生地三钱，犀角一钱，大黄二钱，桃仁三钱，水酒三盅煎至一盅半，入生漆一钱二分，再煎至一盅服，血不下再一服。**又方**：醋煮大黄一两，桃仁一两，益元散一两，干膝五钱炒尽烟。生牛膝五钱，醋糊丸，绿豆茶下十丸。

余按：咯血前【】谓出于肾，肾居脊【】之间，既曰咯出血疙瘩，若疙瘩蓄于肾经，何得咯之而吐出？疑该是出于胃，胃按乎咽，故咯之能出，若肾经蓄有疙瘩，是肾经之病，其人必腰疼屈伸不便，其治在肾，方用立安散对症

之药当归元胡肉桂杜仲小茴香酒煎入木香
末又方大黄五钱同生姜五钱俱切小片炒黄色
投水二碗煎五更初顿服天明取下腰间瘀血
如鸡肝象疼立止肾经之血可随火而炎出
而疙瘩久蓄牢固何能上胃由咽咯出也哉
观方中用牛膝追其下行可知蓄于胃而
不由于胃也明矣加青黛者咯亦从乎火耳
青黛咸寒泻肝又散五脏郁火

之药。当归、元胡、肉桂、杜仲、小茴香酒煎入木香末。**又方：**大黄五钱，同生姜五钱，俱切小片，炒黄色，投水二碗煎，五更初顿服，天明取下腰间瘀血如鸡肝象，疼立止。肾经之血可随火而炎出，而疙瘩久蓄牢固，何能上胃由咽咯出也哉？观方中用牛膝追其下行，可知蓄于胃而不由于胃也，明矣！加青黛者，咯亦出乎火耳。青黛咸寒，泻肝又散五脏郁火。

諸汗

汗出如粘糖之狀凝珠不流淋漓如雨俱不治

內傷氣虛自汗 氣口脈大于人迎為內傷或洪大無力或微細而虛

補中益氣湯 加麻黃根浮小麥 尺脈虛大是陰火加知柏熟地挾風邪加桂枝白芍

血虛自汗 左寸人迎脈大或數而無力

黃芪六一湯 黃芪六錢 炙草一錢 加當歸二錢

虛勞自汗 脈虛大或細數無力

黃芪湯 黃芪一錢半 茯苓 熟地 肉桂 天冬 龍骨 麻黃根各一錢 五味子 浮小麥 當歸 防風 炙草各五分 熱加石斛

诸汗 汗出如粘糖之状、凝珠不流、淋漓如雨，俱不治。内伤气虚自汗，气脉大于人迎为内伤，或洪大无力或微细而虚。补中益气汤，加麻黄根，浮小麦。尺脉虚大是阴火，加知柏、熟地，挟风邪加桂枝、白芍。

血虚自汗：左寸人迎脉大或数而无力。**黄芪六一汤：**黄芪六钱，炙草一钱，加当归二钱。

虚劳自汗，脉虚大或细数无力。**黄芪汤：**黄芪一钱半，茯苓、熟地、肉桂、天冬、龙骨、麻黄根各一钱，五味子、浮小麦、当归、防风、炙草各五分，热加石斛。

盗汗心血虚有热则盗汗宜补敛清虚热

桑叶汤　经霜桑叶　当归　生地　白芍　枣仁

黄芪　五味子　牡蛎　茯神　乌梅　浮小麦

大抵汗症主津枯药忌半夏茯苓辛燥之品

虚热盗汗

大建中汤　黄芪二钱　人参钱半　白芍钱半　龙骨五钱　远志二钱

当归二钱　泽泻二钱　炙草一钱

阴虚火动盗汗右尺脉洪数无力乃相火挟心火凌肺也

六黄汤　黄芪一钱　熟地二钱　生地二钱　黄连一钱　黄芩一钱　黄柏一钱

盗汗：心血虚有热则盗汗，宜补敛清虚热。**桑叶汤：**经霜桑叶、当归、生地、白芍、枣仁、黄芪、五味子、牡蛎、茯神、乌梅、浮小麦。大抵汗症，主津枯药，忌半夏、茯苓辛燥之品。虚热盗汗

大建中汤：黄芪二钱，人参钱半，白芍钱半，龙骨五钱，远志二钱，当归二钱，泽泻二钱，炙草一钱。阴虚火动盗汗，右尺脉洪数无力，乃相火挟心火凌肺也。

六黄汤：黄芪一钱，熟地二钱，生地二钱，黄连一钱，黄芩一钱，黄柏一钱。

心汗心孔有汗别處無也思慮多汗亦多
是用心過也宜養心血 歸脾湯或茯苓補心湯
獨心孔有汗 艾煎飲 艾五分 茯神二錢 青桑葉一錢
自汗畏風雖盛夏必須綿衣着體
防風湯 荊芥 防風 羌活 桂枝 薄荷 甘草
心虛而冷汗自出者宜補肝益火之源以消陰翳
八味丸作湯服
有火氣上蒸于胃火攪于中而汗泄于外 右關洪數有力
涼膈散 加黃連 木通

心汗：心孔有汗别处无也。思虑多汗亦多，是用心过也，宜养心血，归脾汤或茯苓补心汤。**独心孔有汗，艾煎饮：**艾五分，茯神二钱，青桑叶一钱。**自汗畏风，虽盛夏必须棉衣着体，防风汤：**荆芥、防风、恙活、桂枝、薄荷、甘草。心虚而冷汗自出者，宜补肝益火之源，以消阴翳，**八味丸**作汤服。**有火气上蒸于胃，火搅于中而汗泄于外，**右关洪数有力，凉膈散加黄连、木通。

心汗不止

參歸丸　人參　當歸各二錢　共末　猪心一个刮開入上藥末好煮熟食之或丸服

胸汗不止　四君子湯

手足汗不止　補中益氣湯

如脾濕淫于四指而汗不止者宜抑湯流濕五苓加滑石

兩腋下汗不止此肝虛乘熱也宜補養肝血逍遙湯

大凡自汗不止服固表之藥不應宜理心血

參芪湯　加茯神棗仁五味　熱加石斛

表虛胃風即汗出不止

心汗不止

参归丸：人参、当归各二钱共末，猪心一个，刮开入上药末好煮熟，食之或丸服。

胸汗不止，**四君子汤**。**手足汗不止**，**补中益气汤**。

如脾湿淫于四指而汗不止者，宜抑汤流湿，五苓加滑石。两腋下汗不止，此肝虚乘热也，宜补养肝血，逍遥汤。**大凡自汗不止**，**服固表之药不应**，宜理心血。**参芪汤**：加茯神、枣仁、五味，热加石斛。

表虚胃风（**即心汗不止**）

玉屏風散

黄芪三錢 白朮二錢 防風錢半

大凡治自汗用參芪必少加防風以助其達表

泄久而自汗大出者此脾陽大虛不能攝津也

人參理中湯

黄汗者主濕熱 茵陳五苓散

胃虛寒上至頂下至臍宜補胃 益黄散

燒蒲扇灰研細每三錢溫酒和下

止血散

病後氣虛自汗 參芪湯 加牡蠣 或浮麥

撲汗方

黄連牡蠣貝母各五錢共末入米粉一升和勻周身傅之

一方髮灰撲之

凡失血頭汗額汗大出而身亡者為亡陽陰竭死

玉屏风散：黄芪三钱、白术二钱、防风钱半。大凡治自汗，用参、芪必少加防风，以助其达表。**泄久而自汗大出者**，此脾阳大虚不能摄津液。**人参理中汤**。黄汗者主湿热，**茵陈五苓散**。**胃虚寒**，**上至顶**，**下至脐**，宜补胃，**益黄散**。**止血散**：烧蒲扇灰研细，每三钱温酒和下。**病后气虚自汗**：参芪汤，加牡蛎，或浮麦。**扑汗方**：黄连、牡蛎、贝母各五钱，共末，入米粉一升和匀，周身敷之。**凡失血头汗**、**额汗大出而身无者**，为亡阳阴竭死。

凡頭汗小便利者審病治之不利者死
戰汗屬陰盛陽虛〻則不振故戰後而汗出矣
狂汗屬陽盛陰虛〻則無津故發狂而汗少泄矣
余按汗之一字古人論之紛〻不一後人懞懂尊之
一云汗者心之液在內為血出外為汗又云鼻
汗出于肺脇汗出于肝手足汗主于脾遠
行汗出責于腎又云腎主五液觀此則汗
是五臟之所主也一臟虛來一臟出令周
身當無汗矣何汗之出也至頭至足皆

凡头汗小便利者，审病治之，不利者死。**战汗**：属阴盛阳虚，虚则不振，故战后而汗出矣。**狂汗**：属阳盛阴虚，虚则无津，故发狂而汗少泄矣。

余**按**：『汗』之一字，古人论之纷纷不一，后人懵懂尊之。一云『汗者，心之液，在内为血出，外为汗。』又云：『鼻汗出于肺、胁汗出于肝，手足汗主于脾，远行汗出，责于肾。』又云：『肾主五液，观此则汗是五脏之所主也。一脏虚来一脏出，令周身当无汗矣，何汗之出也？至头、至足皆

然乎若只五臟有液有血而周身独無
則周身不成虛象耳又詳汗者心之液即
心之血則此出之汗必赤矣何泄出純水而
不赤哉詳而推之心汗則當心口而出内对于
心胸汗則胸膈内对于肺手足汗脾主四指
兩液汗内对于肝此言各臟之虛正虛者
而邪必乘尤水注其下然俗云水淹下凹地
是也大低汗之為汗悉是水穀之精華同
氣化而為汗也蓋飲食入胃化液液隨

然乎。若只五脏有液、有血而周身独无，则周身不成虚象耳。』又详：汗者心之液，即心之血。则此出之汗赤矣，何泄出纯水而不赤哉，详而推之，心汗则当心口而出，内对于心胸汗，胸膈内对于肺。手足汗，脾主四指，两液汗内对于肝，此言各脏之虚、正。虚者而邪必乘，尤水注其下，然俗云『水淹下凹地』是也。大抵汗之为汗，悉是水谷之精华同气化为汗也。盖饮食入胃化液，液随

胃氣上入于肺肺主通調水道水精四布
五精並行下輸膀胱周于一身化而為血以
養百骸是血乃津液之氣所化已化成血未
化為液腠理蜜在内為液腠理疏出外為
汗肺主之也肺主氣氣升而為衛也衛者
護也護一身之津液化血以養肌肉也故
治汗多主于肺參芪白朮聖藥耳
涸水竭　鼽音来寒氣滞于鼻也
倮虫戶下虫　幻音官詭誕惑人也

胃气上入于肺，肺主通调水道，水精四布，五精并行，下输膀胱，周于一身，化而为血，以养百骸，是血乃津液之气所化，已化成血，未化为液，腠理蜜在内为液，腠理疏出外为汗，肺主之也。肺主气，气升而为卫也。卫者，护也，护一身之津液，化血以养肌肉也，故治汗多主肺，参、芪、白术圣药耳。　【】音来寒气滞于鼻也。

涸，水竭。

【】【】户下虫，『幻』音『官』，诡诞惑人也。

牰音觸突也

黔音今黃色

犢音讀牛子也

「黔」音今「黄」，色。「牰」音「触」，突也。

「犊」音「读」，牛子也。

論氣虛

凡非風卒倒等症無非氣脫而然何也蓋人之生死全由乎氣氣之聚則生氣散則死凡病此者多以素不能慎或七情內傷或酒色過度先傷五臟之真陰此致病之本也再或內外勞傷復有所觸以損一時之元氣或以年力衰邁氣血將離則積損為頹此發病之因也蓋其陰虧於前而陽損於後陰陷於下而陽乏於上以致陰陽

论气虚

凡非风卒倒等症，无非气脱而然，何也？盖人之生死，全由乎气，气聚则生，气散则死。凡病此者，多以素不能慎，或七情内伤，或酒色过度，先伤五脏之真阴，此致病之本也。再或内外劳伤复有，所触以损一时之元气，或以年力衰迈，气血将离，则积损为颓，此发病之因也，盖其阴亏于前，而阳损于后，阴陷于下，而阳之于上，以致阴阳相失，精氣不交，所以忽爾昏憒、卒然仆倒，此非陽氣暴脫之候乎？故其為病而忽為汗出者，營衛之氣脫也。或為遺尿者，命門之氣脫也。或口開不合者，陽明經氣脫也。或口角流涎者，太陰臟氣之脫也。或四肢癱軟者，肝脾之氣敗也。或昏倦無知，言語不出者，神敗於心，精敗於腎也。凡此皆衝任氣脫，形神俱敗而然。故必於中年之後，乃有此症，今人見此

相失，精气不交，所以忽尔昏愦、卒然仆倒，此非阳气暴脱之候乎？故其为病而忽为汗出者，营卫之气脱也。或为遗尿者，命门之气脱也。或口不开不合者，阳明经气脱也。或口角流涎者，太阴脏气之脱也。或四肢瘫软者，肝脾之气败也。或昏倦无知，言语不出者，神败于心，精败于肾也。凡此皆冲任气脱，形神俱败而然。故必于中年之后，乃有此症，今人见此，

無不指為風痰而治從消散不知風中於外痰鬱於中此皆實邪也而實邪為病何遽令人暴絶若此且（既）絶如此尚堪幾多消散而人不能悟良可哀也觀東垣云氣衰者多有此病誠知要之言也奈後人不明其説但以東垣為主氣又豈知氣之為義乎故凡治卒倒昏沉等症若然痰氣阻塞必須以大劑參附峻補元氣以先其急隨用當歸地黃甘杞之類

无不指为风痰，而治从消散，不知风中于外、痰郁于中，此皆实邪也。而实邪为病，何遽令人暴绝？若此败既绝，如此尚堪几多消散而人不能悟，良可哀也。观东垣云：气衰者多此病，诚知要之言也。奈后人不明真说，但以东垣为主气，又岂知气之为叶乎？故凡治卒倒昏沉等症，若然痰气阻塞，必须以大剂参、附峻补元气，以先其急，随用当归地黄、甘、杞之类填補真陰以培其本益精即氣之根氣生於下即向生之氣也經曰精化為氣即此之謂舍是之外他無實濟之述矣總然人以養生失道而病全至此敗壞可知猶望復全誠非易也第治得其法猶可望其來復若誤治之則何堪再誤哉

填补真阴，以培其本。益精即气之根，气生于下，即向生之气也。《经》曰：精化为气，即此之谓。舍是之外，他无实济之述矣。总然人以养生失道，而病全至此，败坏可知，犹望后全，诚非易也。第治得其法，犹可望其来复，若误治之，则何堪再误哉！

神氣存亡論

經云得神者昌失神者亡善乎神之為義此死生之本不可不察也以脈言之脈法曰脈中有力即為有神夫有力者非強健之謂謂中和之力也大抵有力中不失和緩柔軟中不失有力此方是脈中之神若其不及即微弱脫絕之無力也若其太過即弦強真藏之有力也二者均為無神皆危兆也以形症言之則目光精彩言

神气存亡论

《经》云：得神者昌，失神者亡。善乎，神之为叶，此死生之本，不可不察也。以脉言之，脉法曰：脉中有力，即为有神。夫有力者，非强健之谓，谓中和之力也，大抵有力中，不失和缓，柔软中，不失有力，此方是脉中之神。若其不及，即微弱脱绝之无力也。若其太过即弦强，真脏之有力也。二者均为无神，皆危兆也。以形、症言之，则目光精彩，言

語清亮神思不亂肌肉不削氣息如常
大小便不脱若此者雖其脉有可疑尚無
足慮以其形之神在也若目暗精迷形羸色
敗喘急異常泄瀉不止或通身大肉已脱
或兩手尋衣摸床或無邪而言語失論
或無病而虛空見鬼或病脹滿而補瀉
皆不可施或病寒熱而温涼皆不可用或
忽然暴病即沉迷煩躁昏不知人或一時卒
倒即眼閉口開手撒遺尿若此者雖其脉

语清亮，神思不乱，肌肉不削，气思如常，大小便不脱。若此者，虽气脉有可疑，尚无足患，以其形之神在也。若目暗，精迷，形羸，色败，喘急异常，泻泄不止，或通身大肉已脱。或两手寻衣摸床，或无邪而言语失论，或无病，而虚空见鬼，或病胀满，而补、泻皆不可施，或病寒热，而温凉皆不可用，或忽然暴病，沉迷、烦躁、昏不知人，或一时卒倒，即眼闭口开，手撤遗尿。若此者，虽其脉无凶候必死无疑。以其形之神去也。

無凶候必死無疑以其形与神去也

脉貴有神論

東垣云：不病之脉，不求其神，而神無不在也。有病之脉，則當求其神之有無。謂如六數、七極，熱也。脉中有力，即有神矣，當泄其熱。三遲、二敗，寒也。脉中有力，即有神矣，當去其寒。若數極遲敗中不復有力，為無神也。將何所待耶？苟不知此，而泄之、去之，神將何以依而為主？故經曰：脉者，氣血之先，氣血者

脉贵有神论

东垣云：病之脉，不求其神，而神无不在也。有病之脉，则当求其神之有无，谓如六数七，极热也。脉中有力，即有神矣，当泄其热。三迟二，败寒也。脉中有力，即有神矣，当去其寒。若数极迟败中，不复有力，为无神也。将何所待耶。苟不知此，而泄之、去之，神将何以依而为主。故《经》曰：脉者，气血之先，气血者，人之神也。

人之神也

用藥宜活論

余观庸鄙，援方治病，投之效，中也，不中，则曰原方。多治肘無策。又有不審經絡，乱加藥品。不知五臟六腑，各有主藥，配合佐使，均有條規。乱投，乱加，中之，则中；不中，则偏。令臟腑沉泥藥汁。各經俱生病邪。況一方之中，有宜者有之，有忌者去之。譬如勞倦傷氣，宜用補中益氣湯，脾病而肺不傷，呼吸有力。

用药宜活论

余观庸鄙，援方治病，投之效，中也，不中，则曰原方。多治肘无策。又有不审经络，乱加药品，不知五脏六腑，各有主药，配合佐使，均有条规，乱投加，中之，则中；不中，则偏。令脏腑沉泥药汁，各经俱生病邪。况一方之中，有宜者有之，有忌者去之。譬如劳倦伤气，宜用补中益气汤。脾病而肺不伤，呼吸有力，芪柴升麻宜忌，用之必加喘急。如脾陽虛寒，炮姜、桂、附候可酌用。如脾陽盛、脾陰虛，白朮燥津，宜易山藥、當歸倍之。去者去、加者加則乎。司命者，權变耳。間有明家，治內傷勞倦，用甘溫不效。內傷故宜甘溫，不知恐有伏邪，得甘溫而乃熾，何妨暫加清涼。待邪去七八，轉為扶正，譬之培樹，身有枯枝，累反正身，不得發旺，刮去枯枝，而正身得津，始克發達。所謂養正却邪者是也。甚勿惑于甘溫能除大

芪、柴、升麻宜忌。用之必加喘急。如脾阳虚寒，炮姜、桂、附候可酌用。如脾阳盛、脾阴虚，白术燥津，宜易山药、当归倍之。去者去、加者加则乎。司命者，全变耳，间有明家，治内伤劳倦，用甘温不效。内伤故宜甘温，不知恐有伏邪。得甘温而乃炽，何妨暂加清凉。待邪去七八，转为扶正，譬之培树，身有枯枝，累及正身，不得发旺，刮去枯枝，而正身得津，始克发达。所谓养正却邪者是也。甚勿惑于甘温、能除大

熱之語以天人命舉一可以類推矣

厥逆論

夫厥逆者四肢不温或至於冷也四肢為諸陽之本常宜和緩若厥逆則陽虛可知矣如指尖微寒亦陽氣衰也足心冷乃陰邪勝也又有舌胎焦黑煩渴大便秘结而厥逆此陽毒内陷火極似水所謂熱深厥亦深也又有口畏冷身寒不渴大便不結而厥逆此陽氣虛陽衰而寒

热之语以天人命，举一可以类推矣。

厥逆论

夫厥逆者，四肢不温，或至于冷也。四肢为诸阳之本，常宜和缓，若厥逆，则阳虚可知矣。如指尖微寒，亦阳气衰也，足心冷，乃阴邪胜也。又有舌胎焦黑，烦渴，大便秘结而厥逆，此阳毒内陷，火极似水，所谓热深厥亦深也。又有口畏冷，身寒不渴，大便不结而厥逆，此阳气虚，阳衰而寒也。

也若十指微寒手足厥冷宜五君子煎
六氣煎或六物煎加姜桂以温之若人吸
吸短氣臍腹冷極或脉見沉細微弱此陽氣
欲絶之候宜温補元陽輕則六氣煎加肉桂
甚則六味回陽飲若熱毒內甚而厥逆必有
煩熱便秘脹滿脉滑等症宜回順清涼飲
甚則承氣湯之類也
六氣煎 人參 白术 炙黄芪 干姜 炙草加肉桂 治男婦陽氣虛寒

若十指微寒，手足厥冷，宜五君子煎、六气煎或六物煎，加姜、桂以温之。若人吸吸短气，脐腹冷极，或脉见沉细微弱，此阳气欲绝之候，宜温补元阳。轻则六气煎加肉桂，甚则六味回阳饮。若热毒内甚而厥逆，必有烦热便秘、胀满、脉滑等症。宜回顺清凉饮，甚则承气汤之类也。

六气煎： 人参、白术、炙黄芪、干姜、当归、炙草加肉桂，治男、妇阳气虚寒。

六物煎：当归、川芎、白芍、熟地、党参、炙草，加姜、桂，治男、妇气血俱虚。
六味回阳饮：人参、甘、姜、附子、当归、炙草，治阴、阳将脱之方也。
回顺清凉饮：当归、芍药、大黄、甘草，治壮热、气粗、大便秘结之方也。
大承气汤：枳实、厚朴、芒硝、大黄，治谵语、便秘、腹满、热结之方也。

六物煎 當歸 川芎 白芍 熟地 党參 炙草 加姜桂 治男婦氣血俱虛
六味回陽飲 人參 甘姜 附子 當歸 炙草 治陰陽將脫之方也
回順清涼飲 當歸 芍藥 大黃 甘草 治壯熱氣粗大便秘結之方也
大承氣湯 枳實 厚朴 芒硝 大黃 治譫語便秘腹滿熱結之方也

吐瀉論

夫吐瀉者有不必治有當速治矣蓋吐利中自有疎通之意也若吐利之甚不得不治又有元氣弱而見此宜速爲調補病在上焦但吐而不瀉病在下焦但瀉而不吐病在中焦則上吐下瀉吐瀉大低中氣虛寒者十居八九然亦有胃氣虛弱飲食過傷爲吐瀉者詳察脈症自有可辨脾胃虛寒吐瀉交作宜溫胃飲或陳氏十二味異攻散有脾胃虛寒命门火衰

吐泻论

夫吐泻者，有不必治，有当速治矣。盖吐利中自有疏通之意也。若吐利之甚，不得不治，又有元气弱而见此，宜速为调补。病在上焦，但吐而不泻，病在下焦，但泻而不吐。病在中焦，则上吐下泻。吐泻大抵中气虚寒者，十居八九，然亦有胃气虚弱，饮食过伤，为吐泻者，详察脉症自有可辩。脾胃虚寒，吐泻交作，宜温胃饮，或陈氏十二味异攻散。有脾胃虚寒，命门火衰，為吐瀉非胃関煎理陰煎不可有飲食過傷胸膈脹滿為嘔吐者宜和胃飲或大和中飲有三焦火閉壅滯胃口為嘔吐者宜竹葉石膏湯嘔吐須辨寒熱熱吐者宜六君子湯加姜炒芩連寒吐者宜六君子湯加丁香藿香白叩

溫胃飲治中寒嘔吐泄瀉不食之症

人參 扁豆 干姜 白朮 陳皮 當歸腎泄不用 炙草 水煎

为吐泻，非胃关煎、理阴煎不可。有饮食过伤，胸膈胀满，为呕吐者，宜和胃饮，或大和中饮。有三焦火闭，壅滞胃口为呕吐者，宜竹叶石膏汤。呕吐须辨寒热，热吐者，宜六君子汤加姜炒芩、连。寒吐者，宜六君子汤加丁香、藿香、白蔻。

温胃饮治：中寒呕吐，泄泻不食之症。人参、扁豆、干姜、白术、陈皮、当归肾泄不用、炙草，水煎。

陳氏十二味異攻散治元氣虛寒之症

人參　丁香　木香　白朮　肉叩　茯苓

陳皮　厚朴　肉桂　當歸　附子　半夏

胃關煎

熟地　山藥　扁豆　白朮　干姜

吳萸　炙草　瀉甚者加肉叩或故子

理陰煎

熟地　當歸　干姜　炙草　或加肉桂

若瀉少用當歸加山藥肉叩

陈氏十二味异攻散：治元气虚寒之症　人参、丁香、木香、白术、肉蔻、茯苓、陈皮、厚朴、肉桂、当归、附子、半夏。

胃关散： 熟地、山药、扁豆、白术、干姜、吴萸、炙草，泻甚者加肉桂或故纸。

理阴煎： 熟地、当归、干姜、炙草，或加肉桂，若泻少用当归，加山药、肉蔻。

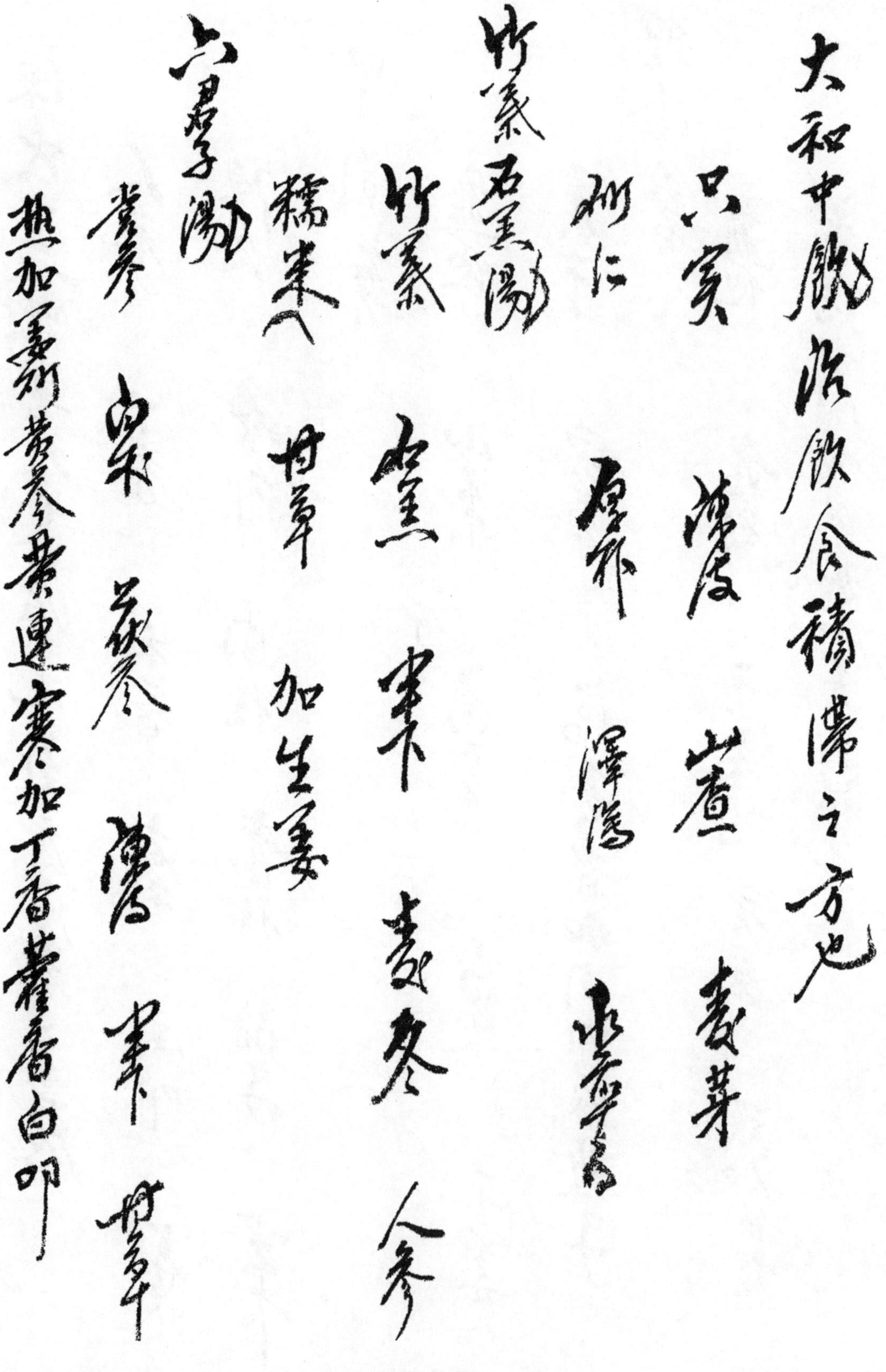

大和中饮：治饮食积滞之方也。枳实、陈皮、山查、麦芽、砂仁、厚朴、泽泻，水煎。

竹叶石膏散汤：竹叶、石膏、半夏、麦冬、人参、糯米、甘草，加生姜。

六君子汤：党参、白术、茯苓、陈皮、半夏、甘草，热加姜炒黄芩、黄连，寒加丁香、藿香、白蔻。

治秋疾喘嗽遇陰冷即發未發宜表固衛參芪甘术已發宜散邪降氣參蘇飲八味丸加桔梗訶子作湯服之愈

若久嗽邪盡宜六君子湯加訶子或五味子五倍子收歛之

足心熱或疼或腫脹或麻或痒是腎虛六味八味所用

足心疼如箭射是風毒入腎瀉腎可也

書曰內經雖云五臟六腑皆令人欬而大要皆在聚于胃關于肺因胃濁則所遊溢之精氣與脾濕所歸肺之津液皆不能清水精之濁難

治：秋疾喘嗽，遇阴冷即发，未发宜表固卫，参、芪、甘、术。已发宜散邪降气，参苏饮、八味丸加桔梗、诃子，作汤服之，愈。　若久嗽邪尽，宜六君子汤，加诃子或五味子、五倍子，收敛之。足心热，或疼，或肿胀，或麻，或痒，是肾虚。六味、八味所用。足心疼，如箭射是风毒入肾，泻肾可也。

书曰：《内经》虽云五脏六腑皆令人欬，而大要皆在聚于胃、关于肺。因胃浊则所游溢之精气与脾湿所归，肺之津液皆不能清水精之浊，难于四布，此生、淡之本，为喘嗽之原也。肺居胸中，主气清肃，或为风寒外感，或为淡热，内于清肃，有失下降之，令因气上逆而喘嗽也。上党参三钱，扁豆三钱，炒，研，白术一钱，土炒，茯苓二钱，砂仁一钱，炒，研，陈皮一钱，姜栀子钱半，竹茹五分，甘草四分，入姜汁少许，陈柿蒂五个。此方治：

呕吐泻泄兼热者以之。

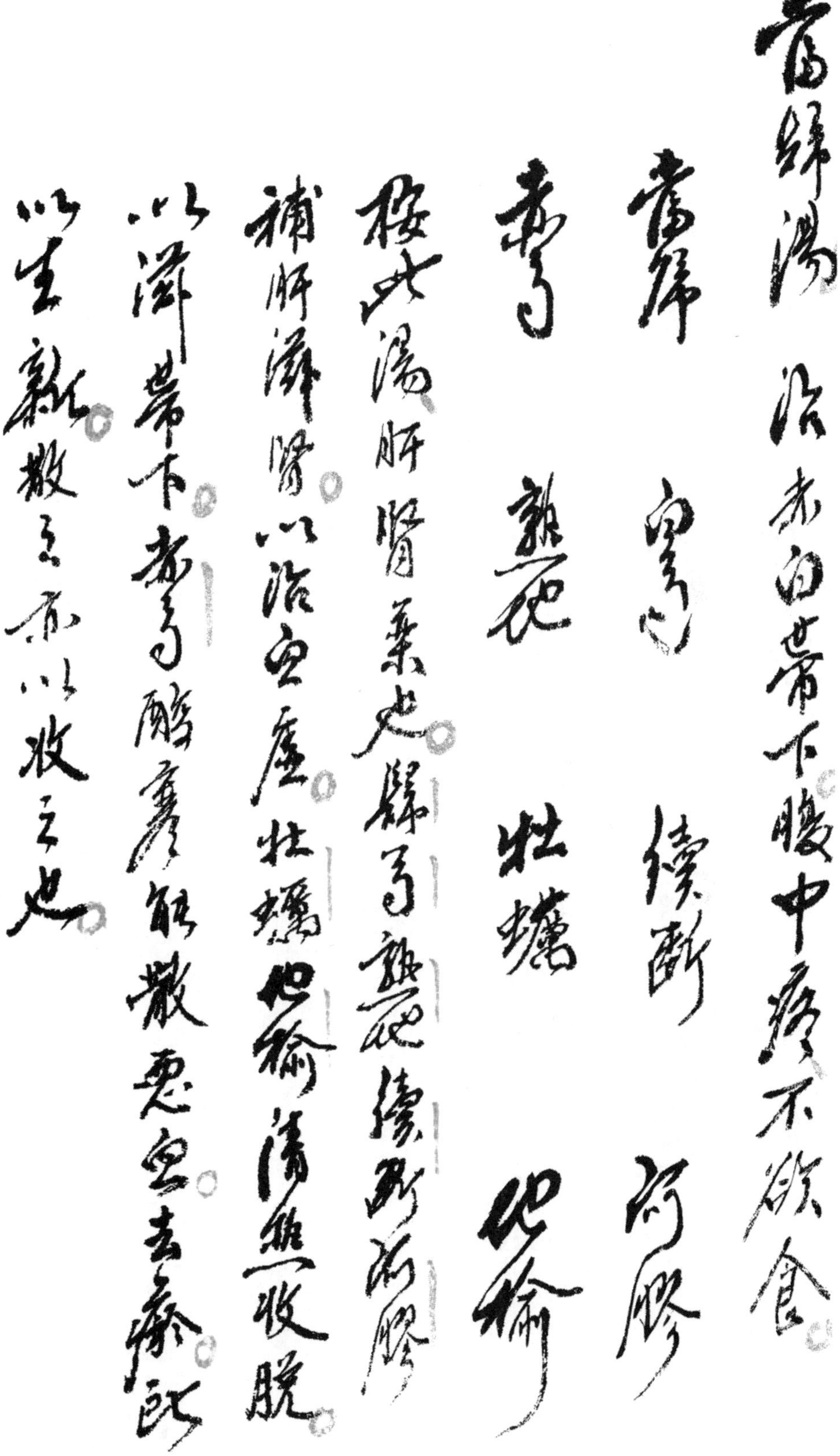
当归汤 治赤白带下腹中疼不欲食
当归 白芍 续断 阿胶
赤芍 熟地 牡蛎 地榆
按此汤肝肾药也归芍熟地续断阿胶
补肝滋肾以治血虚牡蛎地榆清热收脱
以滋带下赤芍酸寒能散恶血去瘀所
以生新散之亦以收之也

当归汤治：赤白带下、腹中疼、不欲食。当归、白芍、续断、阿胶、赤芍、熟地、牡蛎、地榆。

按：此汤，肝、肾药也。归、芍、熟地、续断、阿胶补肝滋肾，以治血虚。牡蛎、地榆清热收脱，以滋带下。赤芍酸寒能散恶血、去瘀，所以生新。散之亦以收之也。

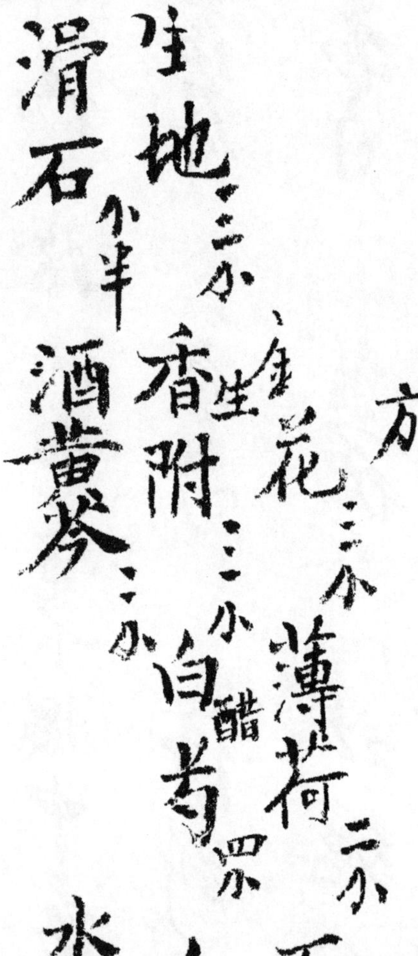
方
银花三钱 薄荷二钱 石羔二钱
生地三钱、香附生三钱 醋白芍四钱 白芷二钱
滑石钱半 酒黄芩二钱
水煎

方：

银花三钱，薄荷二钱，石膏二钱，生地三钱，香附生三钱，醋白芍四钱，白芷二钱，滑石钱半，酒黄芩二钱，水煎。

省钱秘方

治耳内害底
黄柏二钱 枯矾一钱 黄連一钱 薄荷五分 冰片三分 為末吹耳内
又方公蚰子肚焙乾為末將耳内膿搌乾吹入即愈
小灵丹治割耳瘡及口瘡
官粉一两 入男子尿罐内炭火焙黄研细入冰片一分掺之
治小兒害眼腫閉不開
黄連一枝入姜内麵包火煨去姜將連入乳内浸点眼即開

治：耳内害底 黄柏二钱，枯矾一钱，黄连一钱，薄荷五分，冰片三分，为末吹耳内。**又方：**公蚰子肚，焙干，为末。将耳内拈干，吹入耳内即愈。**小灵丹治：割耳疮及口疮** 官粉一两，入男子尿罐内，炭火焙黄，研细，入冰片一分掺之。**治：小儿害眼肿闭不开** 黄连一枝入姜内，面包火煨，去姜，将连入乳内浸，点眼即开。

治：小便肿 蒲公英根四寸，蝉蜕去足十个，花椒少许，当归尾一钱，盐斗一个，熬水洗数次即消。或茄根熬水洗。

治：小便头肿烂 用凤凰衣焙黄，香油调搽，即愈。

治：小儿尿血方 当归一钱，丹皮一钱，赤芍一钱，生地二钱，瞿麦一钱，小蓟一钱，石苇一钱，木通钱半，枝子一钱，琥珀七分，甘草五分，水煎热服其效如神。

治小便腫

蒲公英根四寸 蟬蜕去足十個 花椒少許 當歸尾一錢 盐斗一個

熬水洗数次即消或茄根熬水洗

治小便頭腫爛用鳳凰衣焙黃香油調搽即愈

治小兒尿血方

當歸一錢 丹皮一錢 赤芍一錢 生地二錢 瞿麦一錢 小薊一錢 石葦一錢

木通半 枝子一錢 虎珀七分 甘草五分 水煎熱服其効如神

治小兒臍腫出黃水

乾母猪屎一塊兩瓦合住火燒灰取出入龍骨等分

雄黃少許均為細末搽患處水止腫消如神

治小兒疳疾

朱苓　澤瀉　青木香　廣木香　細辛　白朮

遠志　使君子各一錢共為細末外用牙猪肝子去

淨筋膜將藥末放在肝子上用砂鍋蒸熟外用皮硝水

將藥洗淨食之其效如神

治小儿脐肿出黄水　干母猪屎一块，两瓦合住，火烧灰，取出入龙骨等分。雄黄少许，均为细末，搽患处，水止肿消如神。

治小儿疳疾

猪苓、泽泻、青木香、广木香、细辛、白术、远志、使君子各一钱，共为细末，外用牙猪肝子，去净筋膜，将药末放在猪肝子上，用砂锅蒸熟，外用皮硝水将药洗净食之。其效如神。

治：小儿夜啼　麦冬一钱，蝉蜕肚一钱，黑枝子一钱，灯心一摄，水煎服。又**方**：人参钱半，黄连一钱，姜炒，一钱，竹叶廿片，生姜一片，甘草五分水煎。

消疳散：治小儿一切疳疾、脾疾　急性子四钱，茜草四钱，尖槟榔一对，大黄四钱，为细末，每用一钱，外用牙猪肝一页，同药煎熟食之。

治：小儿眼疾（目闭不开、内生云翳）

治小兒夜啼

麦冬一錢去心 蟬蜕肚一錢 黑枝子一錢 灯心一揖 水煎服

又方 人参錢半 黄連一錢姜炒 竹葉廿片 生姜一片 甘草五分 水煎

消疳散 治小兒一切疳疾 脾疾

急性子四錢炒 茜草四錢 尖檳榔一对 平檳榔一对 大黄四錢

共為細末 每用二錢 外用牙猪肝一頁 同藥蒸熟食之

治小兒眼疾目閉不開内生雲翳

枸杞子 白菊花 白蒺藜炒 石决明煅各三钱
為細末牙猪肝一个去中膜將藥末入肝子內沙鍋內蒸熟
食之

治小兒塊疾脾疾
梔子七錢 葱頭七个 皮硝七錢 核桃仁七个 蕎麵七錢 桃仁七个
以上共研一処外用蜂蜜三兩和為稠糊敷之七日
輕者一料重者三料皮色青者不方

治羊羔風

枸杞子、白菊花、白蒺藜炒、石决明煅，各三钱，为细末。牙猪肝子一个，去中膜，将药末入肝子内，砂锅内蒸熟，食之。

治：小儿块疾、脾疾 栀子七钱，葱头七个，皮硝七钱，核桃仁七个，荞面七钱，桃仁七个以上共研一处，外用蜂蜜三两和为稠糊，敷之七日，轻者一料，重者三料，皮色青者不妨。

治：羊羔风

定風一粒 乾姜炒一兩 急性子炒五錢 蓮肉心炒一錢 槐花五錢 蟬蜕去頭足五錢
胆南星五錢 黄連五分 牛黄二分
共為细末姜汁藕汁竹瀝為丸硃砂三錢為衣每服三
錢白滚水送下
治小兒臍風及撮口風
姜蚕四條炒去絲 為末蜜水送下
治大人小兒一切口瘡舌列
銅绿為末入黑糖研如泥用一塊噙口内化之勿吐

定风一粒，干姜炒一两，急性子五钱，莲内心一钱，蝉蜕去头足五钱，胆南星五钱，黄连五分，牛黄二分，共为细末，姜汁、藕汁、竹沥为丸，朱砂三钱为衣。每服三钱，白滚水送下。

治：小儿脐风及撮口风

姜蚕四条炒去丝，为末，蜜水送下。

治：大人小儿一切口疮、舌裂

铜绿为末，入黑糖，研如泥，用一块噙口内化之，勿吐，

多存片時吐去即睡三两次即愈

又湯藥方

枝子仁一錢 生地二錢 石羔錢半 黃連一錢 黃芩一錢 薄荷一錢

麦冬去心二錢 灯心一撮 水煎服

治小兒口瘡或害眼一切上焦火以此藥撒之

吴茱萸一錢為末再入萆麻子仁三个共研細再用醋和麵

糊与前藥和匀男左女右敷足心外用布包帶束之

多存片时，吐去即睡，三两次即愈。**又：汤药方** 栀子仁一钱，生地二钱，石膏钱半，黄连一钱，黄芩一钱，薄荷一钱，麦冬去心，二钱，灯心一摄，水煎服。

治：小儿口疮或害眼，一切上焦火，以此药撒之 吴茱萸一钱，为末，再入蓖麻子仁三个，共研细，再用醋和面糊与前药和匀，男左、女右敷足心，外用布包带束之，敷至一夜，三两次即愈。

治：小儿脾疾 当归、生白术、赤芍、红花、鳖甲醋炙、阿魏各三钱，大黄四钱、荞麦面八钱，共为细末，每服一钱五分五厘，送服二钱米泔水调下。

打脾法： 六十天一打，将谷道上三节鱼尾穴，用磁碗敲作飞，两筷子夹住，外用扇子或轻些物件敲之。

敷至一夜三两次即愈

治小兒脾疾

當歸 生白朮 赤芍 紅花 鱉甲醋炙 阿魏各三錢

大黄四錢 蕎麦麵八錢

共為細末每服一錢五分五厘送服二錢米泔水調

下打脾法六十天一打將谷道上三節魚尾穴用磁

碗敲作飛刃快子夾住外用扇子或輕些物件敲之

治小兒疳疾

蘆薈錢半 銀柴胡二錢 升麻錢半 粉葛二錢 石羔二錢 胡連五分

黃連五分 炒 水煎服

外上牙疳散

人中白三分 青代 黃柏 枯礬 五倍子炒各一錢 泥片一分

為細末先用米泔水洗淨後上藥

定喘湯治小兒肺脹喘滿兩脇搧動陷下作坑兩鼻竅張悶亂嗽渴声嗄不鳴痰涎壅塞俗云馬脾風

治：小儿疳疾 芦荟钱半，银柴胡二钱，升麻钱半，粉葛二钱，石膏二钱，胡连五分，黄连五分，水煎服。外上**牙疳散：**人中白三分，青黛、黄柏、枯矾、五倍子炒，各一钱，泥片一分，为细末，先用米泔水洗净，后上药。

定喘汤：治小儿肺胀，喘满，两肋扇动陷下作坑，两鼻窍张闷，乱嗽，咳声嘎，不鸣，痰涎壅塞，俗云『马脾风』。

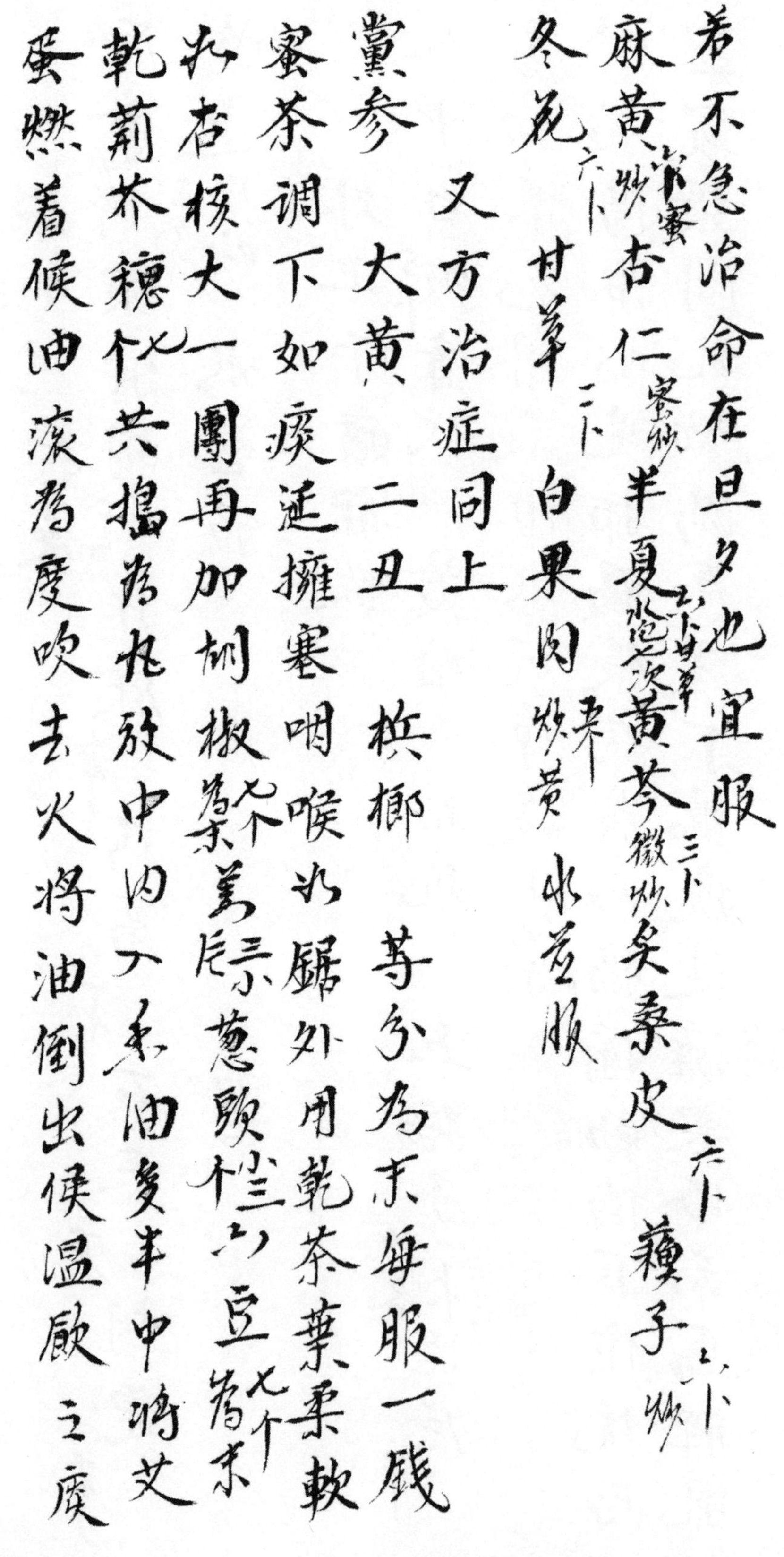
若不急治命在旦夕也宜服
麻黄六分蜜炒杏仁蜜炒半夏六分甘草水泡七次黄芩三分微炒炙桑皮六分蘇子六分炒
冬花六分甘草二分白果肉五个炒黄水煎服
又方治症同上
黨参大黄二丑檳榔等分為末每服一錢
蜜茶調下如痰涎擁塞咽喉如鋸外用乾茶葉揉軟
如杏核大一團再加胡椒七个薑片三錢葱頭三个綠豆七个為末
乾荊芥穗七个共搗為丸放盅內入香油多半盅將艾
蛋燃着候油滚為度吹去火將油倒出候温飲之

若不急治，命在旦夕也。宜服

麻黄六分，蜜炒，杏仁蜜炒，半夏六分，甘草水泡七次，黄芩三分，微炒，炙桑皮六分，苏子六分，炒，冬花六分，甘草二分，白果肉五个，水煎服。

又方：治症同上 党参、大黄、二丑、槟榔，等分为末，每服一钱，蜜茶调下。如痰涎壅塞，咽喉如锯，外用干茶叶揉软，如杏核大一团，再加胡椒七个，为末，姜片三钱，葱头三个，绿豆七个，为末，干荆芥穗七个，共捣为丸，放盅内，入香油多半盅，将艾蛋燃着，候油滚为度，吹去火，将油倒出，候温饮之，

涎自下

又方治症同上或内傷外感失於調治以致面黃肌瘦眼蒙無神不省人事頭項倒歪或吐或瀉或吐瀉兼作或大便绿色或身熱眼内青蒙多赤麻糊咳嗽氣促兩脇扇動或痰涎擁盛命在旦夕但看手足心肚腹皆熱者不可作脾胃虛弱治急服加減龍胆瀉肝湯

当归二钱 川芎一钱 羌活钱半 胆草一钱炒 栀子仁一钱 薄荷一钱

防風钱半 柴胡钱半 滑石钱半 神曲二钱炒 茯苓钱半 炙草五分 姜三片 水煎

痰涎自下。**又方：治症同上**，或内伤外感失于调治，以致面黄肌瘦、眼蒙无神、不省人事、头项倒歪，或吐或泻，或吐泻兼作，或大便绿色，或身热、眼内青蒙、多赤麻糊、咳嗽气促，两肋扇动，或痰涎壅盛，命在旦夕，但看手、足心、肚腹皆热者，不可作脾胃虚弱治，急服**加减龙胆泻肝汤**：当归二钱，川芎一钱，羌活钱半，胆草一钱炒，栀子仁一钱，薄荷一钱，防风钱半，柴胡钱半，滑石钱半，神曲二钱炒，茯苓钱半，炙草五分，姜三片，水煎。

如痰涎擁盛乃内热生風加姜蠶 貝母 桑皮
黄芩 麦冬去心 只風热鬱结胸膈滿悶加 枳壳麸炒
前胡 酒大黄 只愈後仍痰涎擁盛咽喉只鋸外
用艾葉揉軟作丸 生姜三片 葱頭三个 胡椒七个 菉豆七个
芥穗七个 共搗一处只弹子大放中内注香油一中將
艾卵点着候油滚將油倒出候温歃之痰涎自下

襍症

治扇背沉重痛 是風热
羌活半 黄芩二錢 炙沙参二錢 茵蔯一錢 苦参半 蒼朮炒二錢

如痰涎壅盛，乃内热生风，加僵蚕、贝母、桑皮、黄芩、麦冬去心。如风热郁结、胸膈满闷，加只壳麸炒、前胡、酒大黄。如愈后仍痰涎壅盛、咽喉如锯，外用艾叶揉软作丸，生姜三片，葱头三个，胡椒七个，绿豆七个、芥穗七个，共捣一处，如弹子大，放盅内，注香油一盅，将艾卵点着，侯油滚，将油倒出，侯温饮之，痰涎自下。

集症

治：扇背沉、重痛（是风热）羌活钱半，黄芩二钱，炙沙参二钱，茵陈一钱，苦参钱半，苍术二钱，炒。

治半身不遂口眼喎邪

當歸一兩 川芎三錢 木瓜 牛夕 川烏炮 草烏炮各七錢

銀花一兩 烏枚去核三个 外用酒三斤 白糖半斤 將藥

微搗共合一處同入瓶內埋地下三日取出徐徐飲之

又方

牛夕一兩 肉桂一錢 川芎三錢 當歸五錢 川烏炮五錢 木瓜三錢

小桃红二錢半 生姜四兩 黑糖四兩 元肉二兩 鑽地蜂二錢 蒸酒三斤

將藥微搗將酒熱滾同入瓶內埋地中對時埋住時

治：半身不遂、口眼喝斜 当归、川芎、木瓜、牛膝、川乌炮、草乌各七钱，银花一两，乌梅三个，去核，外用酒三斤，白糖半斤，将药微捣，共合一处，同入瓶内，埋地下三日，取出徐徐饮之。**又方：** 牛膝一两，肉桂一钱，川芎三钱，当归五钱，川乌五钱，木瓜三钱，小桃红二钱半，生姜四两，黑糖四两，元肉二两，钻地蜂二钱，蒸酒三斤，将药微捣，将酒热滚，同入瓶内，埋地中对时，埋住时将瓶边土用水浇透，对时取出，徐徐饮之。

治：咽喉梅核气 食入则噎，或吐痰并治。白蔻仁二钱，研细，熟地二钱，入砂仁末，注水炖脓，生姜四两，去皮捣脓，黑糖四两，共捣一处，每服二三钱，白开水调下。

解中百药毒： 黑大豆五钱，甘草五钱，水煎浓汁，服之即安。

将瓶边土用水澆透对時取出徐徐飲之

治咽喉梅核氣食入則噎或吐痰並治

白叩仁二钱研细熟地二钱入砂仁末注水炖濃生姜四两去皮搗濃黑糖四两共搗一處每服二三钱白開水调下

解中百藥毒

黑大豆五钱搗甘草五钱水煎濃汁服之即安

甘葛半 升麻五分 當歸三钱 澤瀉半 朱苓半 防風半
知母半 甘草一钱 水煎服

治鼻內齆疼流黃汁或乾疼或連及耳眉鬢
角疼皆治

蒼朮二钱炒 防風半 羌活一钱 桑皮二钱 澤瀉二钱 黃芩二钱 梔子半
知母半 石羔二钱煅 百合二钱 枇杷葉一钱炙 辛夷五分 甘草一钱
水煎

治心腹脹悶或連及兩脇脹悶飲食少思四肢

甘葛钱半，升麻五分，当归三钱，泽泻钱半，猪苓钱半，防风钱半，知母钱半，甘草一钱，水煎服。**治：鼻内疼齆流黄汁，或干疼，或连及耳、眉、鬓角疼**皆治。苍术二钱，炒，防风钱半，羌活一钱，桑皮二钱，泽泻二钱，黄芩二钱，栀子钱半，知母钱半，石膏二钱，煅，百合二钱，枇杷叶一钱，炙，辛夷五分，甘草一钱，水煎。

治：心腹胀闷，或连及两肋胀闷，饮食少思，四肢无力。

羌活一钱，槟榔一钱，青皮一钱，大腹皮一钱，赤药钱半，陈皮一钱，赤苓一钱，半夏一钱，炒，桔梗二钱，炙桑皮一钱，炙草五分，姜枣引。

治：虫牙疼神方　天仙子五钱，用棉纸卷作捻，二寸长许，作七八根，每用一根，香油内蘸过，用火燃着，置针浮子上，如放河灯样。外用表辛纸作筒，下大上小，罩定，张口，按筒上熏之，将捻熏完为度。如疼不止，次日再熏，永绝除根。

無力
羌活一钱　槟榔一钱　青皮一钱　大腹皮一钱　赤芍钱半　陈皮一钱
赤苓一钱　半夏一钱炒　桔梗二钱　炙桑皮一钱　炙草五分　姜枣引

治虫牙疼神方
天仙子五钱　用棉紙捲作捻二寸長許作七八根每用一
根香油內蘸過用火燃着置針浮子上如放河灯樣
外用表辛紙作筒下大上小罩定張口按筒上熏之
將捻熏完為度如疼不止次日再熏永绝除根

治陽毒結胸按之極疼或通而腹結喘促大燥狂乱及諸瘡大燥煩熱不寧並皆治之

蚯蚓四條 研如泥再入生姜汁薄荷汁蜂蜜各少許新汲水調服如熱熾者加片腦少許 即揉病者心下片時自然汗出而解如不愈再服一次神効

治男女陰症或傷寒病後未滿百日夫婦交合乃得此症手足拘急腹疼欲死男為陰易女為陽易速以發汗即愈遲过三四日不可治也

治：阳毒结胸（按之极疼，或通而腹结）喘促，大燥，狂乱及诸疮、大燥烦热不宁，并皆治之。蚯蚓四条，研如泥，再入生姜汁、薄荷汁、蜂蜜各少许，新汲水调服。如热炽者，加片脑少许。即揉病者心下片时，自然汗出而解。如不愈，再服一次，神效。

治：男女阴症，或伤寒病后未满百日，夫妇交合乃得此症，手足拘急，腹疼欲死。男为阴易，女为阳易。速以发汗即愈。迟过三四日不可治也。

乾姜為末五錢白湯调服盖衣被出汗〻後手足伸即愈

治白濁遺精

半夏一両水洗十次同猪苓二両炒黄去猪苓不用牡力煅二味為末外用山藥煻糊為丸梧子大服卅丸茯苓湯下

治水氣浮腫

大田螺　大蒜　車前子　等分搗如泥敷肚臍上以帶束之水從便旋而下即愈

干姜为末，五钱，白汤调服，盖衣被出汗，汗后手足伸即愈。

治：白浊遗精 半夏一两，水洗，同猪苓二两，炒黄，去皮，猪苓不用。牡蛎二两，煅，二味为末，外用，山药渣糊为丸，如梧子大，服卅丸，茯苓汤下。

治：水气浮肿 大田螺、大蒜、车前子，等分，捣如泥，敷肚脐上，以带束之，水泛便旋而下，即愈。

治遍身疼痛不可忍

當歸　元胡　桂心　等分為末每服三錢黃酒沖服

平定散治一切腹疼攪腸沙腰疼中風症蝎蟄蛇咬火眼走風疼心胃疼痘後眼疾並治

朱砂　明雄　月石　火硝　枯矾　乳香去油　沒藥去油　兒茶各一錢　射香一分　泥片一分

研極細棉紙過男左女右點大眼角惟騾馬諸病外加牙皂細末五分

治：遍身疼痛不可忍　当归、元胡、桂心，等分为末，每服三钱，黄酒冲服。

平定散：治一切腹疼搅肠沙、腰疼、中风症、蝎蛰蛇咬、火眼、走风、疼心、胃疼、痘后眼疾，并治。朱砂、明雄、月石、火硝、枯矾、乳香去油、没药去油、儿茶，各一钱，麝香一分，泥片一分，研极细，棉纸过，男左女右，点大眼角，惟骡马诸病外加牙皂细末五分。

治：腹疼肠鸣如雷，暂已复鸣 潞党二钱，白术钱半，土炒，枳实一钱，麸炒，炮姜一钱，黄连五分，黄芩一钱，甘草一钱，水煎温服。

治：虫积腹疼 大黄五钱，二丑二钱，炒，研，苍术二钱，炒，槟榔二钱，紫苏二钱，使君子捣，十五个，乌梅十个，去核，雷丸五钱，捣，明雄三钱，研，水煎入黑糖服。

治：腹绵绵不止，诸药不效。 肚腹疼绵绵不止。潞党、白术、炙口芪、归身、陈皮、紫胡、升麻、桂枝、羌活、炙草，姜三片、枣二枚，去核，水煎。

治腹疼腸鳴如雷暫已復鳴
潞党二钱 白朮钱半 麩炒 枳實一钱 麩炒 炮姜一钱 黄連五分 黄芩一钱
甘草一钱 水煎溫服
治虫積腹疼
大黄五钱 二丑二钱 炒研 蒼朮二钱 炒 檳榔二钱 紫蘇二钱 使君子搗 十五个
烏梅去核 十个 雷丸五钱 搗 明雄三钱 研 水煎入黑糖服
治腹綿綿不止諸藥不効 肚腹疼綿綿不止
潞党 白朮 炙口芪 歸身 陳皮 紫胡
升麻 桂枝 羌活 炙草 姜三片 枣二枚 去核 水煎

治寒火相汲肚疼不止
生姜二两切片 用新砂鍋熬茶一大碗倒出去姜再將蜂
蜜二两入砂鍋熬老再將姜茶投入攪熬乘熱飲之
化鈌丸治一切塊疾食疾脾疾氣疾五積六聚
大黄四两 三稜二两 莪朮二两 米醋熬將乾時取出搗為
丸如梧子大量大小用之開水下外貼化鈌羔
化鈌羔 牙皂四两 去皮 胡子搗碎 葱切碎 蒜切碎
姜切碎 皮硝各半斤同熬爛熟去滓再熬成羔攤布上貼之

治：寒火相汲，肚疼不止 生姜二两，切片，用新砂锅熬茶一大碗，倒出，去姜，再将蜂蜜二两入砂锅熬老，再将姜、茶投入，搅熬，乘热饮之。

化鈌丸治：一切块疾、食疾、脾疾、气疾、五积六聚。大黄四两，三棱二两，莪术二两，米醋熬，将干时取出，捣为丸，如梧子大，量大小用之，开水下。外用贴化鈌膏。

化鈌膏：牙皂四两，去皮、胡子捣碎、葱切碎、蒜切碎、姜切碎、皮硝，各半斤，同熬烂熟，去滓再熬成膏，摊布上贴之。

治遠近痔漏即二三十秊者可以除根

蓮須一兩二錢黑丑頭末一兩五錢當歸五錢共為末每服二錢空心黃酒下忌食一切熱物五日見効

又方

白茯苓赤茯苓沒藥各二兩故紙四兩石臼内同搗成一塊春秋黃酒浸三日夏浸二日冬浸五日取出木籠蒸熟晒乾為末酒糊為丸如梧子大每酒服廿丸漸加至五十丸以愈為度

治：远近痔漏（即二、三十【季】者可以除根）莲须一两二钱，黑丑头末一两五钱，当归五钱，共为末，每服二钱，空心，黄酒下，忌食一切热物，五日见效。

又方：白茯苓、赤茯苓、没药，各二两，故纸四两，石臼内同捣成一块，春秋黄酒浸三日，夏浸两日，冬浸五日，取出木笼蒸熟，晒干为末，酒糊为丸，如梧子大，每酒服廿丸，渐加至五十丸，以愈为度。

治鼓疾肚大身腫色黄
烏鴉一隻或黄母鴉亦可勿經水去毛腸肚内裝丹
參四兩新砂鍋内注水煮熟食肉飲湯十數隻即愈

治一切遺精
白朮五兩土炒苦參三兩牡力四兩煆為末入牙猪肚内蒸爛杵和
為丸如梧子大每服五十丸日三服白茶下

治肛门或腎囊腎莖發痒抓破好了又痒

治：鼓疾（肚大、身肿、色黄） 乌鸡一只或黄母鸡亦可，勿经水，去毛、肠肚，内装丹参四两，新砂锅内注水煮熟，食肉饮汤，十数只即愈。

治：一切遗精 白术五两土炒，苦参三两，牡蛎四两煅，为末，入牙猪肚内，蒸烂杵和为丸，如梧子大，每服五十丸，日三服，白茶下。

治：肛门或肾囊、肾茎发痒抓破，好了又痒 白砒一钱末，醋蒸，频频洗之即愈。

治：偏坠（不拘左右） 川楝子、木香、苍术炒、大茴香、菖蒲炒，等分为末，每服二钱，盐汤下，安卧片时即愈。

治：一切疝气、外肾肿 栀子一钱，盐炒，益智仁一钱，青皮八分，槟榔五分，小茴香一钱，盐炒，荔枝核八分，盐炒，橘核一钱，炒，共为末，每服二钱，烧酒引。

白砒一錢末醋熬[illegible]頻頻洗之即愈

治偏墜不拘左右

川楝子 木香 蒼朮炒 大茴香 菖蒲炒 等分為

末每服二錢盐湯下安卧片時即愈

治一切疝氣外腎腫

枝子盐炒一錢 益智仁一錢 青皮八分 檳榔五分 小茴香一錢盐炒 荔枝核八分盐炒

橘核炒一錢 共為末每服二錢 烧酒引

治腰疼

杜仲炒四两 故紙炒二两 核桃仁卅个 共為末煉蜜為羔空心開水調服日二三服以愈為度

又方

當歸 杜仲炒 小茴盐炒 故紙炒 牛夕 等分為末每服三錢黄酒或燒酒任下

治：腰疼 杜仲四两，炒，故纸二两，炒，核桃仁卅个，共为末，炼蜜为膏，空心开水调服，日二、三服，以愈为度。**又方：** 当归、杜仲炒、小茴盐炒，故纸炒，牛膝，等分为末，每服三钱，黄酒或烧酒任下。

治：水泻、两肋作疼，或肠鸣腹疼，或左旁常有水声 并皆治之。白术二钱，土炒，茯苓二钱，陈皮钱半，酒芍二钱，车前钱半，炒，木通钱半，柴胡钱半，青皮钱半，半夏钱半，姜炒，防风钱半，炙草一钱，水煎服。

治：泄泻肚疼（疼一阵泻一阵，泻后疼稍减） 苍术二钱，炒，川厚朴一钱，姜炒，白术二钱，土炒，山查二钱，炒，神曲二钱，炒，夏二钱，姜炒，陈皮钱半，茯苓二钱，酒芍二钱，滑石二钱，炙草一钱，水煎服。

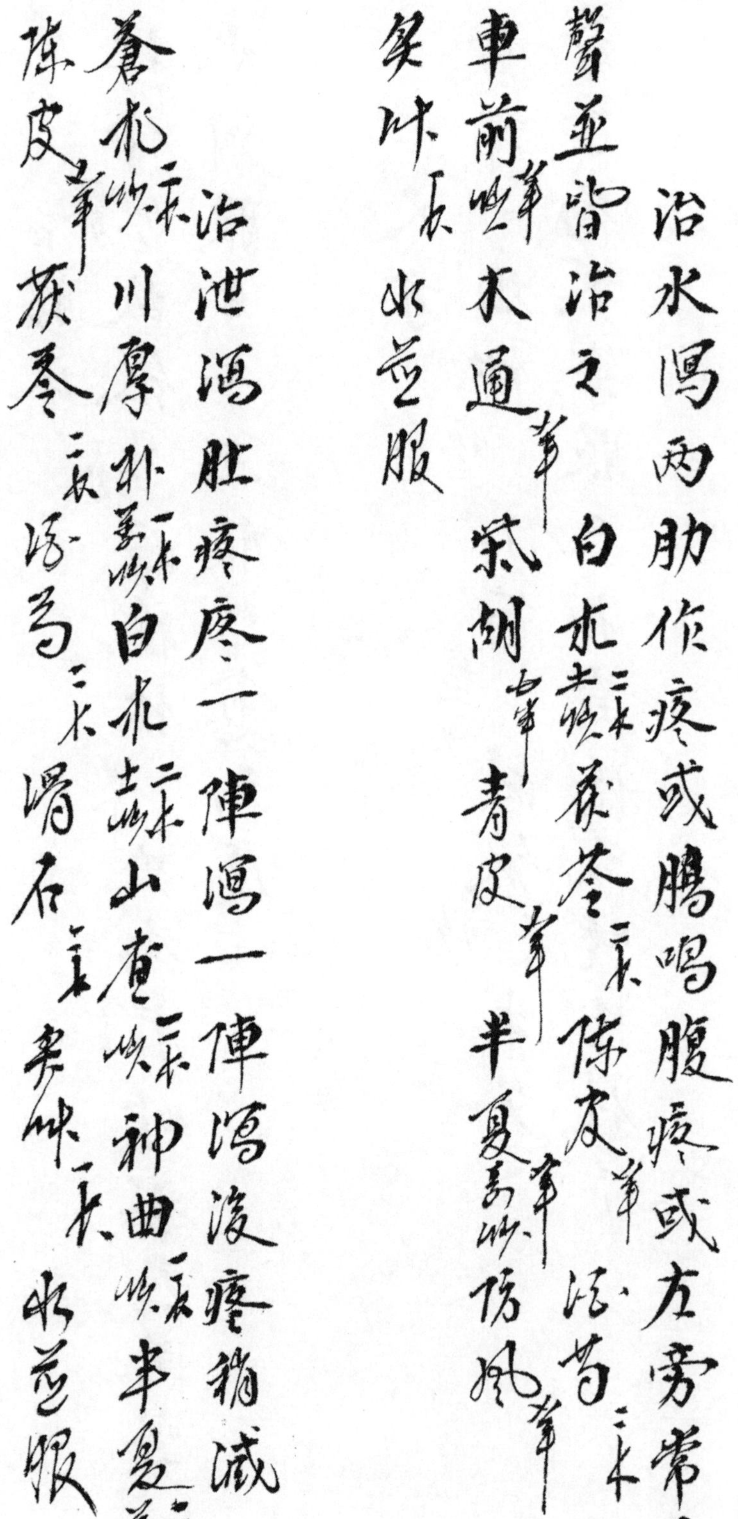

只壳钱半，麸炒，青皮钱半，姜黄钱半，香附一钱，炒，柴胡钱半，郁金二钱，炒，捣，元胡二钱，醋炒，乌药钱半，炒，川芎钱半，炒，砂仁一钱，炒，降香一钱，甘草一钱，水煎。

治：胸疼连及胁背作疼　熟地钱半，麸炒，山药二钱，炒，山萸二钱，茯苓二钱，泽泻钱半，丹皮二钱，牛膝二钱，何首乌三钱，九蒸，水煎服。

治：心热、烦燥不宁、坐卧不安、常想痛哭、懊侬不乐。此乃血虚有热，宜服**涤烦汤**：

生地三钱，莲叶三钱，五味一钱，麦冬二钱，去心，远志钱半，炒，枣仁二钱，炒，知母钱半，半夏钱半，姜炒，竹茹一钱，，元肉二钱，竹叶一摄，炙草五分，茯神二钱，水煎服。

治：吐血、衄血、咯血、咳血、便血、溺血。凡血家症皆治。生地三钱，熟地三钱，地骨皮三钱，天冬三钱，白芍三钱，黄芩二钱，枸杞二钱，黄芪钱半，甘草二钱，水煎。

治：一切疟疾。不论先寒后热、先热后寒，或热少寒多，或一日一发，向日一发，或一日二三发，或二三日

一茇或塊瘧食瘧似瘧非瘧並皆治之
常山　草果仁　檳榔　川厚朴　青皮　陳皮
炙草　各二錢　水酒兑煎滗再煎露一宿次早温
熱面向東服頭汁少時再服後汁大有神効

治渾身筋骨疼
當歸五錢　茯苓二錢　木通二錢　生地三錢　枸杞四錢　故紙二錢　鹽炒
鹿茸五錢，炙　共為末分作五付黄酒调下

一发，或块疟、食疟、似疟非疟，并皆治之。常山、草果仁、槟榔、川厚朴、青皮、陈皮、炙草，各二钱，水、酒兑煎，滗再煎，露一宿，次早温热，面向东服头汁，少时再服后汁。大有神功。

治：浑身筋骨疼　当归五钱，茯苓二钱，木通二钱，生地三钱，枸杞四钱，故纸二钱炒，鹿茸五钱，炙，共为末，分作五付，黄酒调下

治：住走、走住疼痛（行而不定是风）当归、防风、赤苓、杏仁蜜炙、秦艽、干葛，各三钱，羌活一钱，桂枝五分，甘草五分，生姜三片，黄酒煎服。

治：一切走住疼痛 当归、川芎、陈皮、麻黄、米壳去蒂、丁香、炙草各等分，炒黄色，为粗末，每用二钱，水煎服。腰脚走疼加虎骨炙、乳香去油、没药去油。心疼加乳香去油、

良姜炒　眼赤加　胆草炒　黄連

治渾身串疼或腹内串疼

紫蘇二錢　蒼朮炒錢半　陳皮錢半　川芎炒錢半　香附炒三錢　枳壳麸炒二錢

烏藥炒二錢　山查二錢　神曲炒二錢　羌活錢半　砂仁一錢炒　厚朴姜炒一錢

甘草一錢　姜三片　水煎服

治重舌

歸尾二錢　白芷三錢　連翹三錢　大黄一錢煨　炙草一錢　水煎频频服之

良姜炒，眼赤加胆草炒，黄连。

治：浑身串疼，或腹内串疼　紫苏二钱，苍术钱半，炒，陈皮钱半，川芎钱半，炒，香附三钱，炒，枳壳二钱，麸炒，乌药二钱，炒，山查二钱，神曲二钱，羌活钱半，砂仁一钱，炒，厚朴一钱，姜炒，甘草一钱，炒，姜三片，水煎服。

治：重舌　归尾二钱，白芷三钱，连翘三钱，大黄一钱，煨，炙草一钱，水煎频频服之。

外用青代 黄柏 等分为末上之

治骨槽风牙关紧口不能张

川乌製 草乌製 白芷 甘草 等分为末每服三钱开水下

治一切痢疾

当归三钱 白芍八钱 槟榔三钱 枳壳钱半麸炒 黄连一钱 厚朴二钱姜炒 酒芩三钱

滑石三钱 寒水石二钱 甘草一钱 水煎服 如红痢加

赤芍三钱 地榆三钱炒

外用：青黛、黄柏，等分为末，上之。**治**：**骨槽风，牙关紧、口不能张**

川乌制、白芷、甘草，等分为末，每服三钱，开水下。

治：**一切痢疾** 当归三钱，白芍八钱，槟榔三钱，枳壳钱半，麸炒，黄连一钱，厚朴二钱，姜炒，酒芩三钱，滑石三钱，寒水石二钱，甘草一钱，水煎服。如红痢，加赤芍三钱，地榆三钱，炒。

治一切刀斧傷出血不止

絲瓜棵科初出放二三葉者　韭菜根　古石灰

新石灰　各等分共搗入泥陰乾研為細末上之止

血止疼生肌神効

治鼠瘡

桃仁　銅綠　官粉　蓖麻子　枯礬　蒲公英

白砒　方脂油　共搗如泥敷之自愈

治：一切刀斧伤，出血不止　丝瓜棵初出放二、三叶者、韭菜根、古石灰、新石灰，各等分，共捣入泥，荫干，研为细末，上之，止血、止疼，生肌神效。

治：鼠疮　桃仁、铜绿、官粉、蓖麻子、枯矾、蒲公英、白砒、方脂油，共捣如泥，敷之自愈。

治一切鼠瘡
黄連一兩 酒大黄二兩 酒芩一兩 胆草一兩炒 連翹一兩 赤芍一兩
夏枯草一兩 炙甘草一兩 川芎六錢 歸尾八錢 防風八錢
共為末水旋為丸如梧子大每服十丸漸加至六十
丸再服十丸再加至六十丸周流所用米湯送下
治瘰癧初起 即鼠瘡初出未破者
元参四兩蒸 牡力四兩火煅 醋淬 貝母四兩去心蒸 共為細末煉蜜為丸
每服三錢白開水送下日二服服盡去根

治：一切鼠疮 黄连一两，酒大黄二两，酒芩二两，胆草一两，炒，连翘一两，赤芍一两，夏枯草一两，炙甘草一两，川芎六钱，归尾八钱，防风八钱，共为末，水旋为丸，如梧子大，每服十丸，渐加至六十丸，再服十丸，再加至六十丸，周流所用，米汤送下。

治：瘰疬初起（即鼠疮初出未破者） 元参四两，蒸，牡蛎四两，火煅，醋淬，贝母四两，去心，蒸，共为细末，炼蜜为丸，每服三钱，白开水送下，日二服，服尽去根。

治一切頑瘡火不生肌亦治刀斧傷出血不止
五月五日采諸樣草葉同石灰搗如泥曬乾爲末上
之

治疔毒或瘡火不生肌
疔毒初起以針刺破出血再用馬齒菜左右灰羌郎
搗如泥搽之如瘡火不生肌者不用羌郎亦可

治一切濕毒瘡疥瘡或渾身出顆粒發痒或
紫紅色或成泡並皆治之

治：一切顽疮，火不生肌。亦治：刀斧伤出血不止 五月五日采诸样草叶，同石灰捣如泥，晒干为末，上之。

治：疔毒或疮，火不生肌 疔毒初起，以针刺破出血，再用马齿菜、左右灰羌郎，捣如泥，敷之。如疮火不出生肌者，不用羌郎亦可。

治：一切湿毒疮、疥疮，或浑身出颗粒发痒，或紫红色，或成泡，并皆治之。

檳榔為末 輕粉 硫黄 等分為末棉油和搽之

又方 石羔煅二錢 枯矾二錢 五倍子二錢 輕粉一錢 黄丹一錢 為末香油和搽之

治瘰癧多年不愈

蝙蝠一个 猫頭一个 黑豆一把 皆焙焦 共為細末上之効

則香油調搽内服連翹湯以愈為度神効

治刀斧損傷跌打石壓血生不止先用凉水頻頻洗之

槟榔为末，轻粉、硫磺，等分为末，棉油和搽之。**又方：**石膏二钱，煅，枯矾二钱，五倍子二钱，轻粉一钱，黄丹一钱，为末，香油和搽之。

治：瘰疬多年不愈 蝙蝠一个，猫头一个，黑豆一把，皆焙焦，共为细末，上之，干则香油调搽。内服连翘汤，以愈为度。神效。

治：刀斧损伤、跌打、石压出血不止 先用凉水频频洗之，

多洗能和血止疼止血後敷避風羔

香油一斤 童女頭髮一撮 南東角棗皮五錢 艾葉五錢 白杭五錢

鷄蛋一个 槐枝攪熬 煮枯去滓棉紙过油再入乳香末三錢

没藥末三錢 血竭末三錢 黄蠟一兩 白蠟五錢 微熬候冷搽之

治痔瘡

昆布一兩 猪肉一斤 煮熟食之 或用皂矾一錢 白矾一錢

紫菀 地丁 夏枯草 白芷各五分 黄柏 熬水先熏

後洗

多洗能活血止血，后敷**避风膏**：香油一斤，童女头发一撮，东南角枣皮五钱，艾叶五钱，白杭五钱，鸡蛋一个，槐枝搅熬，煮枯去滓，棉纸油，再入乳香末三钱，没药末三钱，血竭末三钱，黄蜡一两，白蜡五钱，微熬候冷，搽之。

治：痔疮 昆布一两，猪肉一斤，煮熟食之，或用：皂矾一钱、白矾一钱、紫苑、地丁、夏枯草、白芷，各五分，黄柏，熬水，先熏后洗。

又方：猪寔子三钱，炒，椿孤孤一两，炒，为末，每服三钱，姜汤下。　又方：朴硝、瓦松，熬水熏洗。　又方：火麻仁四两，猪下扎肉四两，新沙封住，水煮食之。　又方：翻白草，连根、叶熬水，入新瓦罐内熏洗。

枯痔妙方：白矾一两半，硇沙五钱，轻粉二钱半，人言三钱七分，天灵盖三钱半，蟾酥一钱七分，共为细末，合一处放铁盒内，上用瓦盆合盖，用泥糊严，

又方
猪寔子三錢炒　椿孤孤一两炒　為末每服三錢姜湯下
又方　朴硝　瓦松　熬水熏洗
又方　火麻仁四两　猪下扎肉四两　新沙封住水
煮熟食之　又方　翻白草　連根葉熬水入新瓦罐
内熏洗
枯痔妙方
白矾一两半　硇砂五錢　輕粉二錢半　人言三錢七分　天灵盖三錢半　蟾酥一錢七分
共為細末合一處放鐵盒内上用瓦盆合盖用泥糊嚴

文武火煅三炷香時取出用花穰網藥于痔上一天三次七天即落外上象皮散長藥 象皮焙 龍骨煅 石羔煅 官粉炒 蛤蜊粉 煅 海螵蛸 輕粉 白石腊各三分 珍珠五分 琥珀五分 泥冰三分 研细上之

治産後瀉肚 方傳

沉香二錢 檀香二錢 白蔻二錢 川烏一錢 细辛二錢 南星二錢 枳實二錢 枳殼二錢 大黄二錢酒炒 半夏二錢 入枣肉核桃共為细末蜜為丸梧子大每一日一錢

文武火煅三炷香时取出，用花穰网药于痔上，一天三次，七天即落。外上**象皮散**长药：象皮焙，龙骨煅，石膏煅，官粉炒，蛤蜊粉，煅，海螵蛸，轻粉，白石蜡各三钱，珍珠五分，琥珀五分，泥冰三分，研细上之。

治：产后泻肚 沉香二钱，檀香二钱，白蔻二钱，川乌一钱，方传枳实二钱，枳壳二钱，大黄二钱，酒炒，半夏二钱，细辛二钱，南星二钱，入枣肉、核桃，共为细末，蜜为丸，如梧子大，每一日一钱。

治產後瀉肚米谷不消 當歸二兩 川芎二兩 棗肉四兩 黑凡四兩焙無烟 共為细末棗為丸屢試屢驗姜引

治腎囊腫疼流白汁 當歸二錢 木通二錢 白芍二錢 扁蓄二錢 瞿麦二錢 車前子三錢 知母錢半炒 枝子二錢炒 生地二錢 紫胡二錢 甘草三分 水煎服

治：产后泻肚、米谷不消　当归二两，川芎二两，枣肉四两，黑矾四两，焙无烟，共为细末，枣肉为丸，屡试屡验，姜引。

治：肾囊肿疼流白汁　当归二钱，木通二钱，白芍二钱，萹蓄二钱，瞿麦二钱，车前子三钱，知母钱半，炒，栀子二钱，炒，生地三钱，紫胡二钱，甘草三分，水煎服。

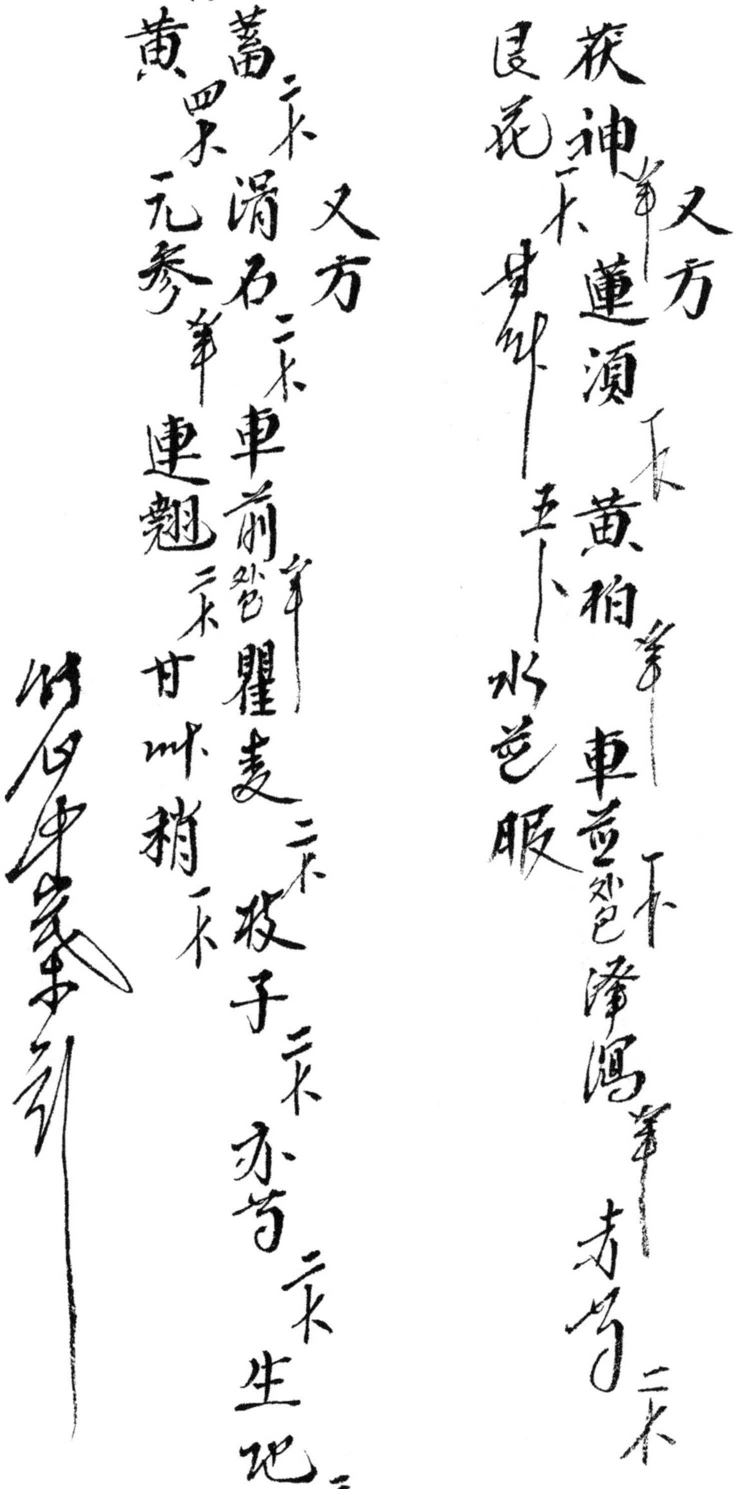

又方： 茯神钱半，莲须一钱，黄柏钱半，车前子一钱，外包，泽泻钱半，赤芍二钱，银花一钱，甘草五分，水煎服。**又方：** 萹蓄二钱，滑石二钱，车前子钱半，外包，瞿麦二钱，栀子二钱，赤芍二钱，生地三钱，大黄四钱，元参钱半，连翘二钱，甘草稍一钱。灯心草叶引。

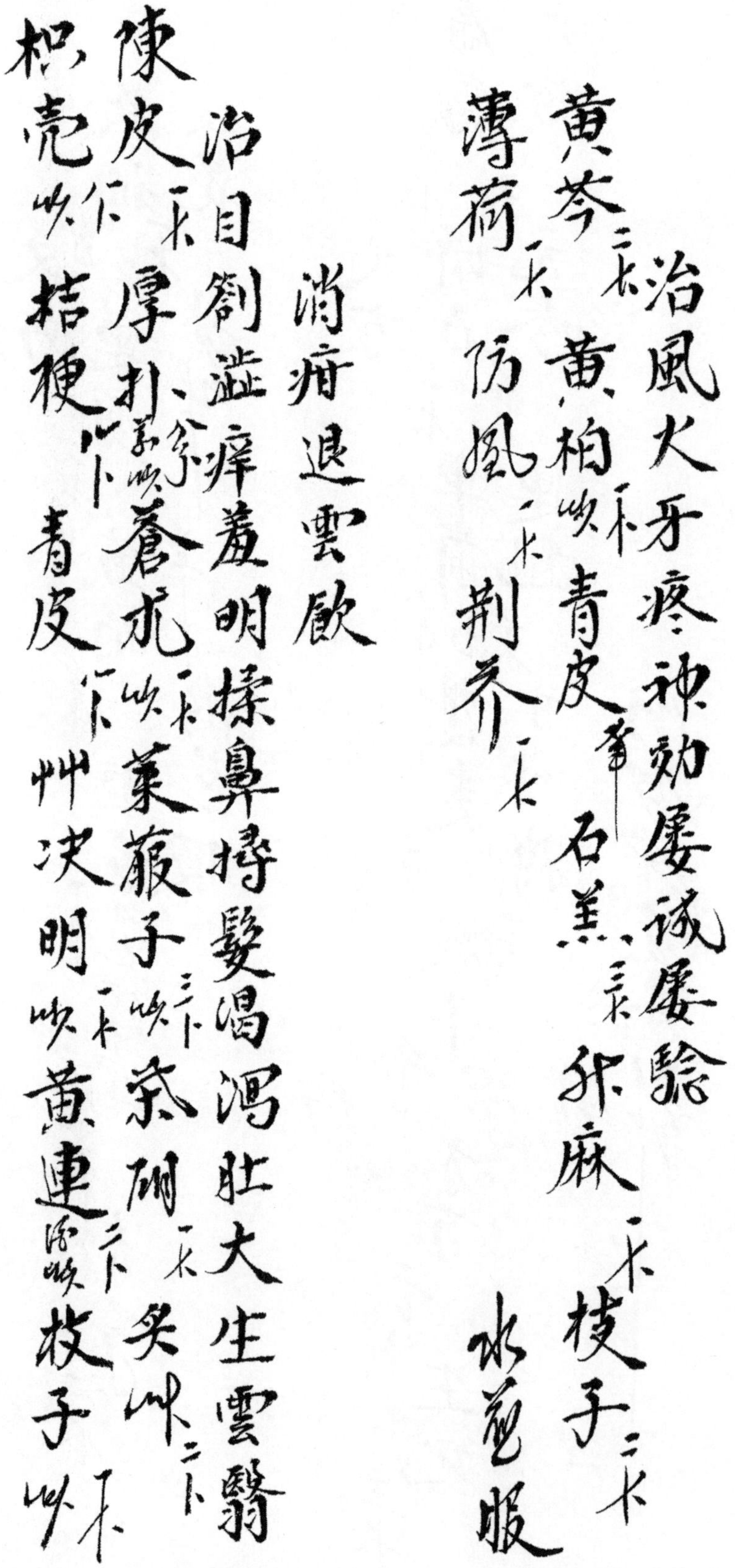

治風火牙疼神効屢試屢驗
黄芩二钱 黄柏炒一钱 青皮钱半 石羔三钱 升麻一钱 梔子二钱
薄荷一钱 防風一钱 荊芥一钱 水煎服

消痏退雲飲
治目刺澁痒羞明揉鼻撓髮渴瀉肚大生雲翳
陳皮一钱 厚朴八分姜炒 蒼朮炒一钱 萊菔子炒三分 柴胡一钱 炙草二分
枳壳炒八分 桔梗八分 青皮八分 艸決明炒一钱 黄連酒炒二分 梔子炒一钱

治：风火牙疼，神效，屡试屡验。黄芩二钱，黄柏一钱，炒，青皮钱半，石膏三钱，升麻一钱，栀子二钱，薄荷一钱，防风一钱，荆芥一钱。水煎服。

消痏退云饮治：涩痒，羞明，揉鼻，挠发，渴泻，肚大，生云翳

陈皮一钱，厚朴八分，姜炒，苍术一钱，炒，莱菔子三分，炒，紫胡一钱，炙草二分，枳壳八分，炒，桔梗八分，青皮八分，草决明一钱，炒，黄连二分，酒炒，栀子一钱，炒。

黄芩一钱炒家菊花一钱神曲一钱蒙花一钱姜皮灯心為引水
煎热服其效如神

治牙動疼　石羔　青盐　枯凡　等分為末
搽牙

治小兒撲嘴蛾及舌疔　名久合散
五倍子一个内装安花茶麵包火煨研细先以香油
拭口内瘡後上藥為舌疔不脱以針点出血上藥
即愈

黄芩一钱，炒，家菊花一钱，神曲一钱，蒙花一钱，姜皮、灯心为引，水煎热服，其效如神。**治：牙动疼** 石膏、青盐、枯矾，等分为末，搽牙。

治：小儿扑嘴蛾及舌疔名『久合散』 五倍子一个，内装安花茶，面包，火煨，研细，先以香油拭口内疮，后上药，如舌疔不脱，以针点出血，上药即愈。

白云散 治：一切口疮 蚕蛾一钱焙，井底【】一钱焙，硼砂一钱，儿茶一钱，玉金一钱，冰片一分，五倍子一钱，焙，共为极细末，吹之立愈，妙极。

治：小儿一切痢疾 当归一钱，白芍一钱炒，枳壳一钱炒，黄芩一钱，红痢酒炒，槟榔一钱，黄连五分，红痢酒炒，木香三分，大黄一钱，山查一钱，去子，神曲一钱，炒，麦芽一钱，炒，甘草三分，姜煎服。泻如豆汁加：苍术一钱，炒，白术一钱，炒，防风一钱，炒，血多，加地榆钱半，炒，白多，加茯苓一钱，陈皮八分。

白雲散治一切口瘡
蚕蛾焙一錢 井底蠟焙一錢 硼砂一錢 兒茶一錢 玉金一錢 冰片一分
五倍子焙一錢 共為極細末吹之立愈妙極
治小兒一切痢疾
當歸一錢 白芍炒一錢 枳殼炒一錢 黄芩紅痢酒炒 檳榔一錢 黄連紅痢酒炒五分 木香三分
大黄一錢 山查去子一錢 神曲炒一錢 麦芽炒一錢 甘草三分 姜煎服 瀉如豆
汁加 蒼朮炒一錢 白朮炒一錢 防風一錢 血多加 地榆炒錢半 白多加
茯苓一錢 陳皮八分

治發背瘡

蜂房炒 一个 乳香一錢半 没藥一錢半 松香二錢 脂油一兩 葱一兩 姜三錢

共搗一處油单紙加藥針數孔逢布上貼之帶束之

瘡生努肉方

靛花 冰片

治瘡内腐肉頑硬

黑沙糖能起

又治瘡

紅升丹入血竭兒茶 乳香 没藥 空深加到退虫透底 能長

治：发背疮　蜂房炒，一个，乳香一钱半，没药一钱半，松香二钱，脂油一两，葱一两，姜三钱，共捣一处，油单纸加药，针数孔，缝布上贴之，带束之。

疮生腐肉方：　靛花、冰片。**治：疮内腐肉顽硬**　黑砂糖能起

又治：疮　红升丹入血竭、儿茶、乳香、没药，空深加倒退虫透底，能长。

九⿰竜尤到海符法

⿱雨⿺鬼夭

⿱雨⿺鬼連

⿱雨⿺鬼輪

⿱雨⿺鬼轉

⿱雨⿺鬼⿱刍灬

⿱雨⿺鬼龍

⿱雨⿺鬼變

⿱雨⿺鬼化

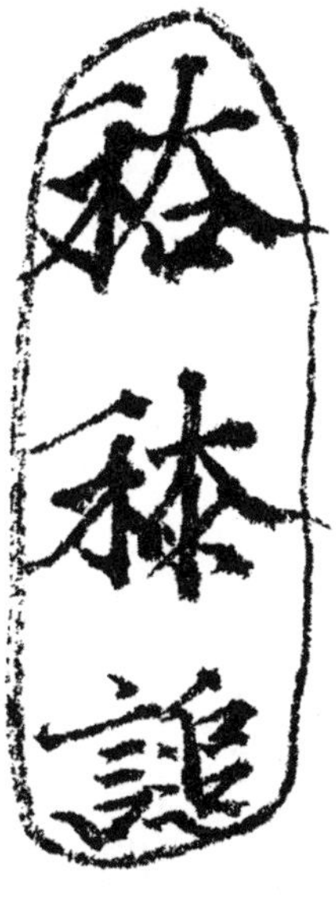

濃筆寫三）治瘡瘍發灰

扁 又稱蝟子 服

不化天不化地只化瘟病事前朱雀後玄武左青龍右白虎吾奉太上老君急急如律令

用柳枝於條戴風不火危圈三遍離一尺氣危九遍飛三遍晝向太陽夜向灯

治瘧疾方

用燒餅一个硃砂入茶中京水研濃用新筆吿硃砂照太陽寫之寫着念符法三變

咒曰

張三賢尺我青州木瓜糸一去三年不回还

正面

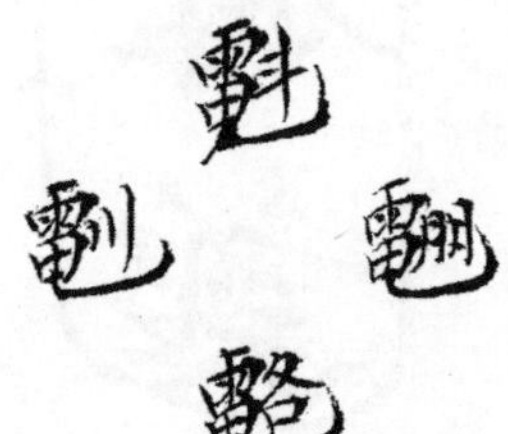

背面

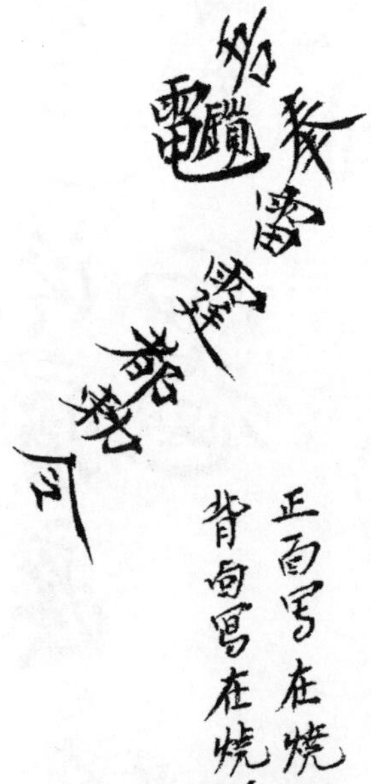

正面写在燒餅正面
背面写在燒餅背面

秴稌[illegible]

用濃筆此符字寫成在紙符字道茵兩遍共寫三燒灰水研遍為度或饅上寫符字食之或黄表帋上寫符飲之亦可

此符治瘡科又治瘄疾

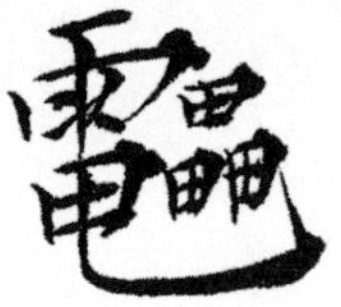

此符字治吹乳々名腫毒又稱蝠子

或用椰枝九條或用瓦搽尖念攖三遍

雖一口氣念九遍雖三口氣畫向太陽

夜向燈

咒曰不化天不化地只化人事間病事前朱雀後

玄武左青龍右白虎吾奉太上老君急々如律

令

△△禁瘋犬咬方神効

用惡水、一大碗。道在灶房中甩㩳上。流下、抓泥攣七个泥旦子。美一个泥旦、用手掌滾揉傷處念咒七遍為度。伯閑泥旦狗毛擇静無不用。在用个泥旦还念七遍為度。共是七个泥旦。念七七四十九遍為完。

咒曰

赫乜楊乜。日出東方。金童玉女。走進焚香。一禁天崩地裂。二禁山河倒流。三禁瘋犬咬傷。四禁止疼。五禁止傷。速消速消。莫待來朝。吾

针头散治：一切顽疮于肉不尽及病核不化、疮口不合，宜用此药腐之。赤石脂五钱，乳香二钱，白丁香二钱，轻粉五分，黄丹一钱，砒一钱，生，麝香五分，蜈蚣一条，炙干，右为末，糯米面糊作条子，阴干收之。凡疮以不合者，内有脓管，需用此药腐化。煎服托里之剂。

必效散治：瘰疬未成脓者自消，已成脓者自敛。如核未

針頭散

治一切頑瘡瘀肉不盡及瘰核不化瘡口不合宜用此藥腐之 赤石脂五錢 乳香二錢 白丁香二錢 輕粉五分 黃丹一錢 砒生一錢 射香五分 蜈蚣一條炙乾 右為末糯米面糊作條子陰乾收之凡瘡久不合者內有膿管須用此藥腐化 煎服托裏之劑

必效散

治瘰癧未成膿者自消已成膿者自斂如核未

去更以針頭散腐化之若氣血虛者先服益氣養榮湯數劑然后服此散服而瘰毒已下再服前湯數劑

南鵬(硼)砂二錢五分另研 輕粉一錢 斑猫四十個糯米同炒熟去頭足翅另研

麝香五分外入去糯不用 巴豆五粒去殼心膜油巴霜 白檳榔一個另研

共合一處為面入磁瓶內腊塞口凡瘰癧塊實人三分虛弱人一分半用鷄旦一個去黃留清入藥又入殼內用綿紙三五層孔口糊住面包微火燒

去，更以此针头散腐化之。若气虚者，先服益气养荣汤数剂，然后服此散。服而疬毒已下，再服前汤数剂。南硼砂二钱五分另研，轻粉一钱，斑蝥熟，四十个，去头、足、翅，糯米同炒，另研。麝香五分，外入，去糯不用，巴豆五粒，去壳、心、膜、油、巴霜，白槟榔一个，另研。共合一处为面，入磁瓶内，腊塞口，凡瘰疬块，实人三分，虚弱人一分，用鸡蛋一个，去黄留清入药又入壳内，用棉纸三、五层，孔口糊住，面包，微火烧。

焦，取出冷定，去面、蛋壳，入麝香研细。已泻二、三年不愈者，先服人参养荣汤十剂，后必效散。若服下，如小便结疼，煎服六一散三钱，小便自利，疼自止。大便泄泻，间日一服，若虚极，三日一服。

焦取出冷定去面旦壳入射香研细口已瀉二三年不愈者先服人参養荣湯十劑後必效散若服下如小便结疼煎服六一散三钱小便自利疼自止大便泄瀉間日一服若虚極三日一付

奉太上老君。急急如律令勅。

次日将頭髮打開。有紅髮去之。不忌銅器。不是瘋犬咬着。禁之亦好。

一二三四五金木水火土瘋犬牙患處化為泥合虎

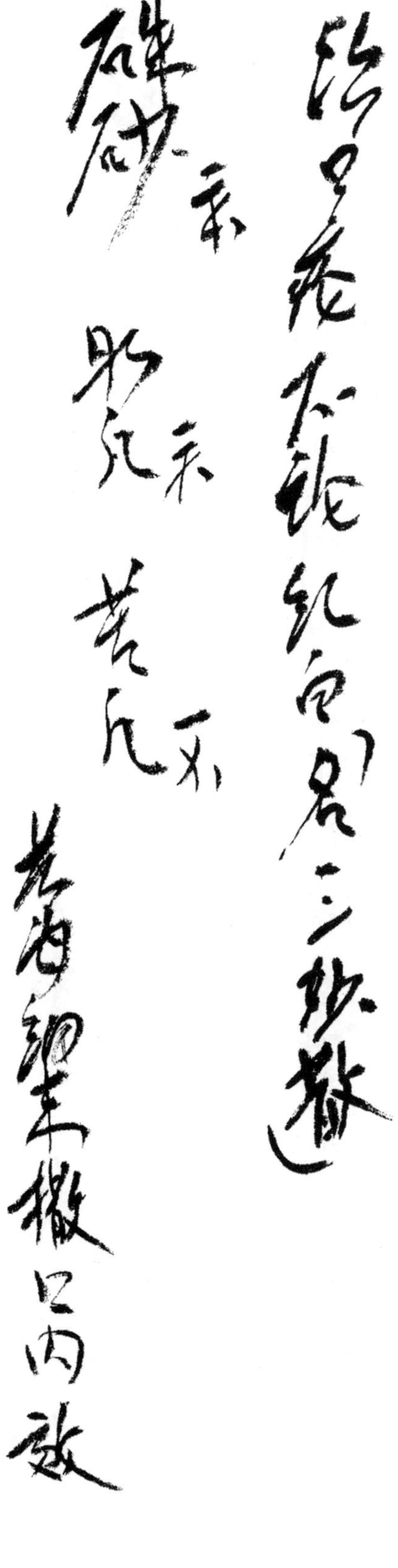
治口疮不论红白名三妙散
朱砂二钱
冰矾二钱
苦矾一钱
共为细末撒口内效

治：口疮 不论红白（名**三妙散**）朱砂二钱，冰矾二钱，苦矾一钱，共为细末，撒口内效。

铁骨散：（古名捆仙绳）**治：诸疮走散** 白芨一两，明矾一钱，神砂二钱，雄黄二钱，枯矾一钱，绿丹一钱，共为细末，用时以凉水调周围涂之。

铁骨散（古名捆仙绳）治诸疮走散
白芨一两 明矾一钱 神砂二钱
雄黄二钱 枯矾一钱 绿丹一钱
共为细末 用时以凉水调周围涂之

清熱除湿去腐散

清热除湿去腐散

如圣金刀散（治出血不止甚效）：松香七钱，枯矾一钱半，明矾钱半，共为细末，涂伤处。

二味拔毒散：白矾一两，明雄五钱，共为细末，治湿毒痒甚有水【】，有红热【】水。

去腐定痛散（用于疮疡脓后有热用之）

去腐定痛散 用于疮疡脓后有热用之

定痛生肌散（用【】腐进肉芽红紫用之）是热

定痛生肌散（用【】腐进肉芽红紫用之）是热

治：妇人血虚身上作痒如虫行　当归五钱，川芎三钱，白芷三钱，酒，熟地三钱，黄芩一钱，水煎服。

治：经闭发热骨蒸潮热（凡血虚发热者皆可服）当归二钱，白芷二钱，酒，生地三钱，党参二钱，茯苓二钱，知母二钱，麦冬二钱，去心，紫胡二钱，炙草一钱，淡竹叶一摄，水煎服。有汗加地骨皮二钱，无汗加丹皮二钱，如热太甚，服此不平，加炝姜一钱，神效。

治：白带白淫　石灰二两风化，白茯苓三两，为末，糊丸梧桐子大，每服。

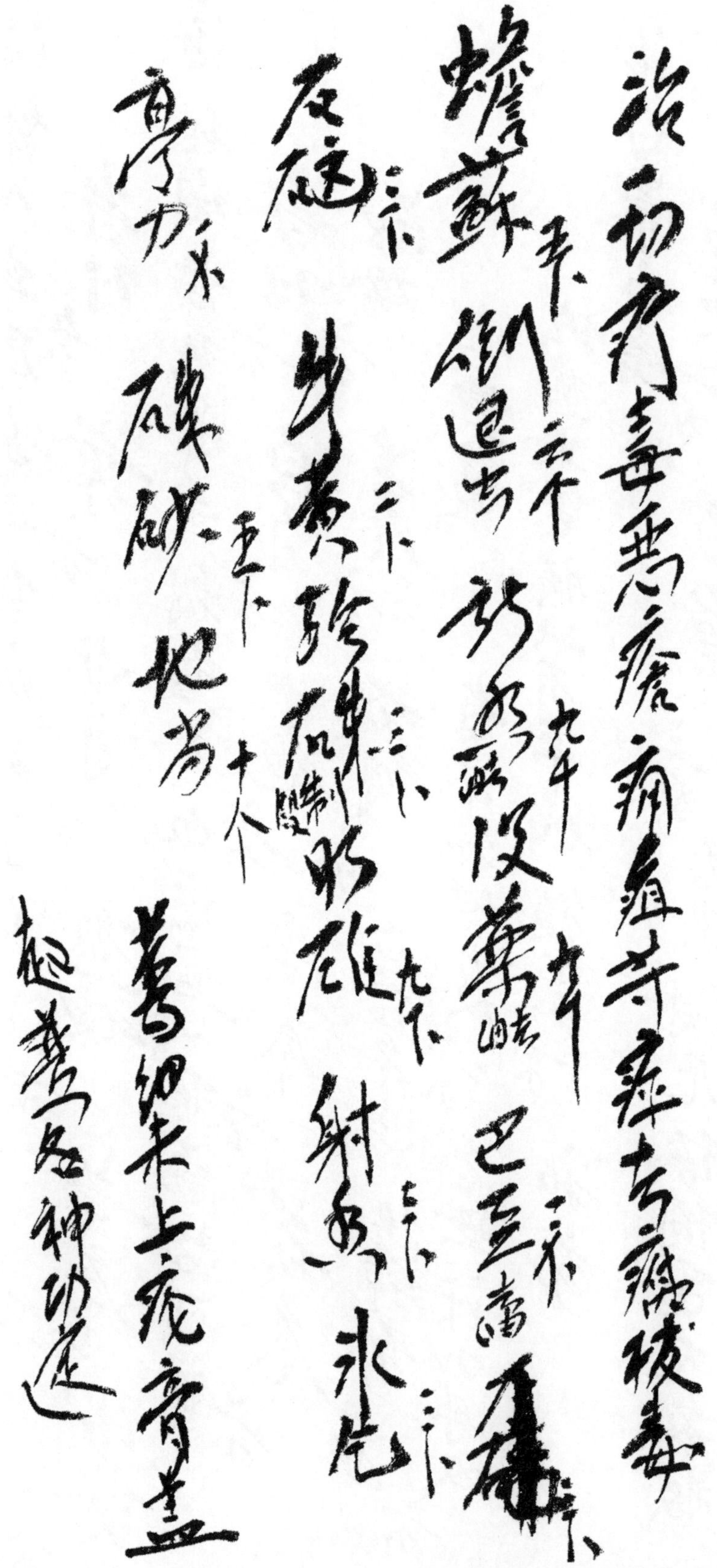

治：一切疔毒、恶疮、痈疽等症，去腐拨毒　蟾酥五分，倒退虫六个，乳香去油九分，没药去油，九分，巴豆去油，二钱，石脑三分，牛黄二分，珍珠三分，制煅，明雄九分，射香三分，冰片三分，葶苈一钱，珠砂五分，地当十个，共为细末，上疮膏盖起盖（名**神功定**）

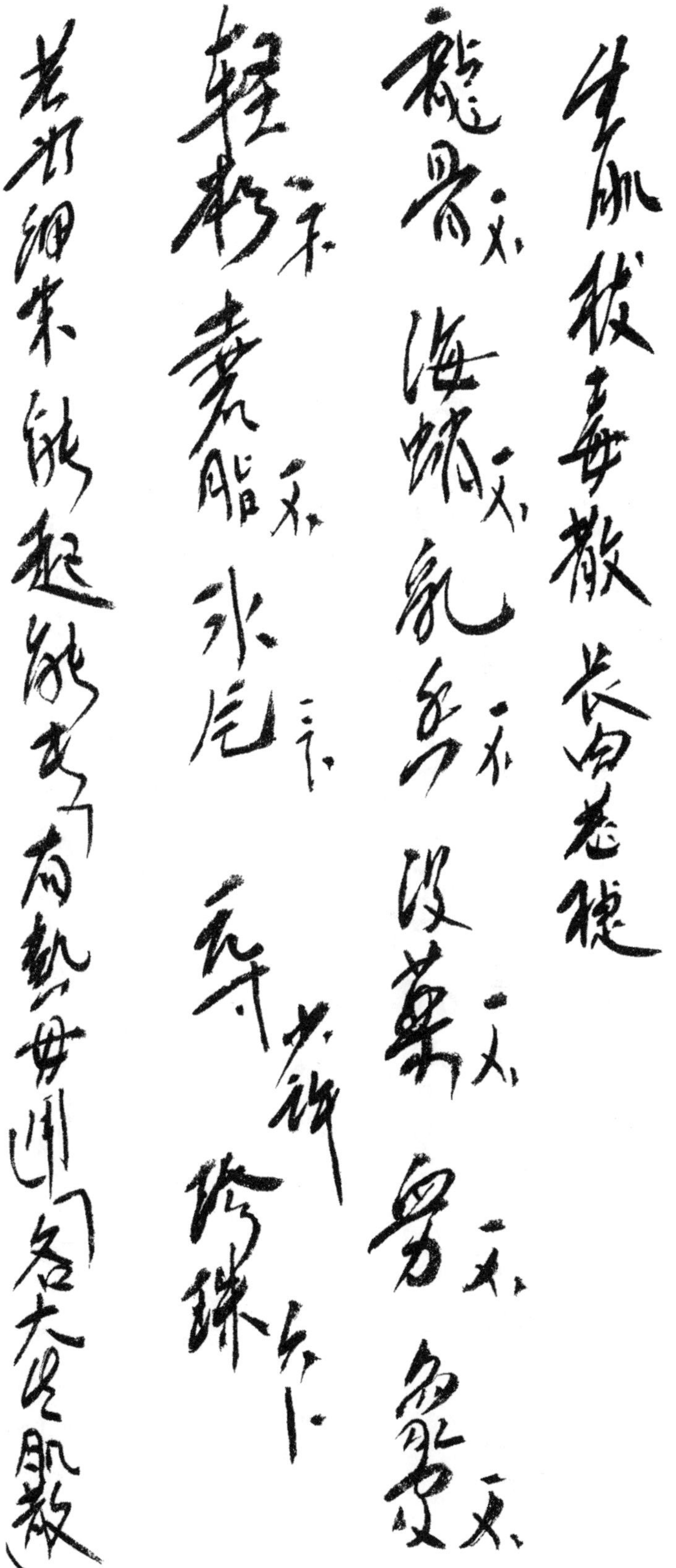
生肌拔毒散 长肉甚捷
龙骨一钱 海蛸一钱 乳香一钱 没药一钱 血力一钱 象皮一钱
轻粉一钱 赤石脂一钱 冰片三分 元寸少许 珍珠六分
共为细末 能起能长 有热毋用 （名大生肌散）

生肌拔毒散 长肉甚捷 龙骨一钱，海蛸一钱，乳香一钱，没药一钱，血力一钱，象皮一钱，轻粉一钱，赤石脂一钱，冰片三分，元寸少许，珍珠六分，共为细末，能起能长（有热勿用）（名**大生肌散**）。

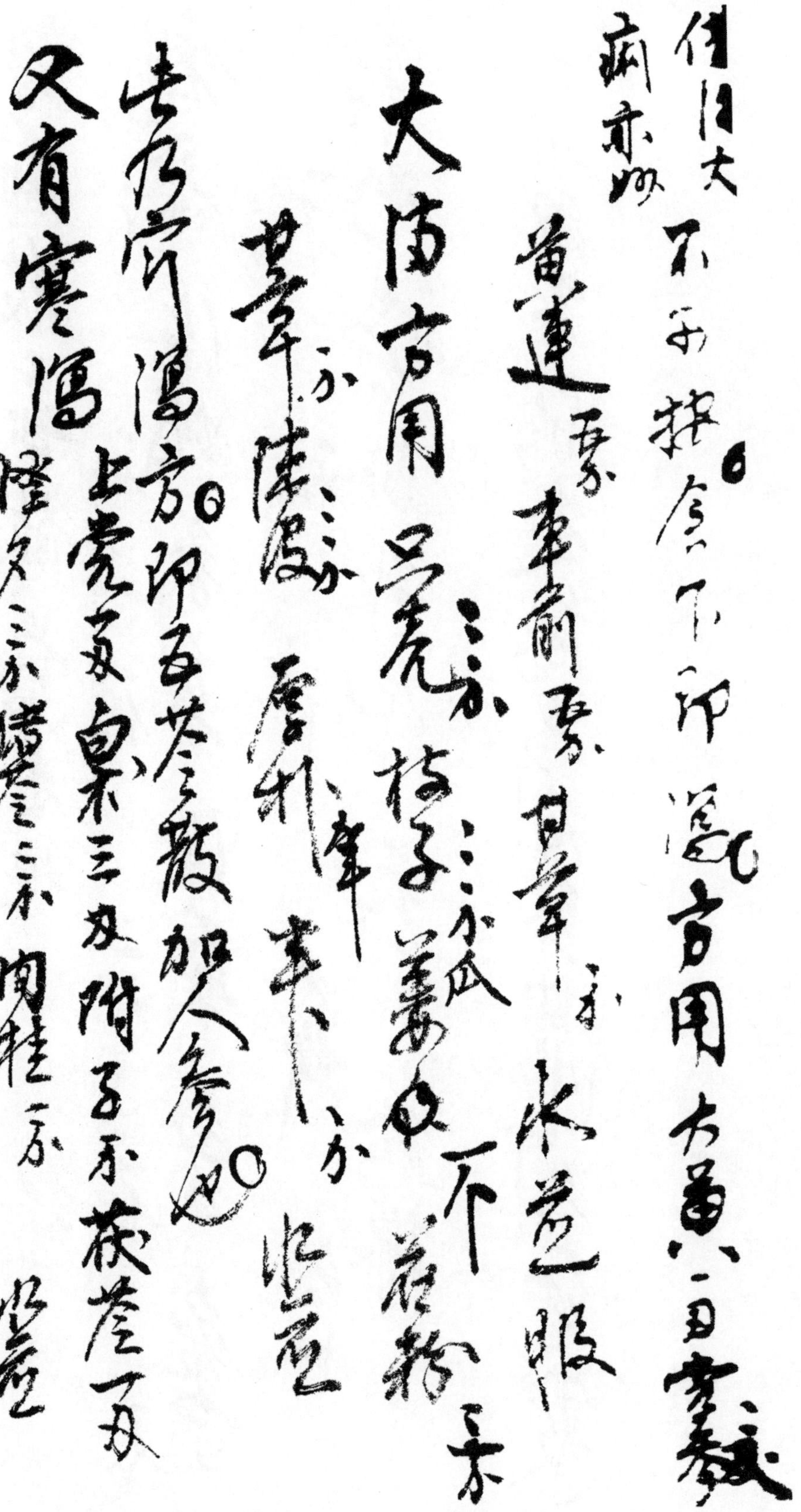

借治火痫亦妙 不可按，食下即泻，方用大黄一两，党参二钱，黄连五钱，车前子五钱，甘草一钱，水煎服。**大满古用：** 枳壳三钱，栀子三钱，瓜蒌一个，花粉三钱，甘草一钱，陈皮三钱，厚朴钱半，半夏一钱，水煎。**泻方：** 即五苓散加人参也。**又有寒泻：** 上党一钱，白术三钱，附子一钱，茯苓一钱，泽泻三钱，猪苓三钱。肉桂一钱，水煎。

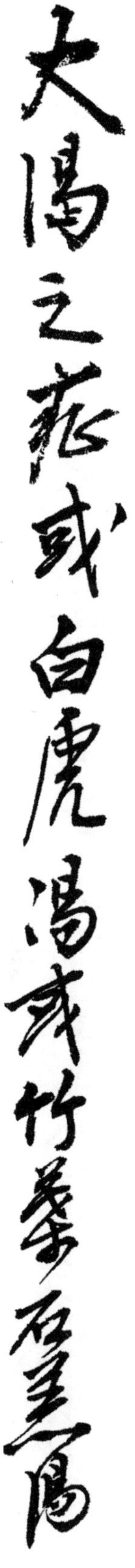

大渴之症：或白虎汤，或竹叶石膏汤

白芍一钱，头晕加蔓荆子一钱，川芎一钱，上吐酸水，加白芍三钱，倍加茯苓六钱，饱满加枳壳五分。如病人将危，仍照王道治之，以图速功，如何可及哉！倘遇大渴、大吐、大泻、大满之类，死亡倾刻，若不用伯道之剂，未有不一败涂地而不可救也。如大吐症，去寒邪直入肾宫，将脾

胃之水，挟之尽出。手足厥逆，少腹痛不可忍，
以大热之物熨之少快。否则窍冷欲死。方用
附子一枚，白术四两，肉桂一钱，干姜二钱，人参三两
饮之下喉，便觉吐定
此乃大泻
大泻症乃大挟邪势，将膀胱脾中水谷尽
驱而出，不欢无雷一丝而后快，腹必大痛

胃之水，挟之尽出。手足厥逆，少腹痛不可忍，以大热之物熨之少快。否则，窍冷欲死。**方用：**附子一枚，白术四两，肉桂一钱，干姜二钱，人参三两，饮之下喉，便觉吐定。此乃大泻。大泻症乃大挟邪势，将膀胱脾中水谷尽驱而出，不欢无雷一丝而后快，腹必大痛

伤米食，宜加麦芽、枳壳；伤面食，宜加罗卜子之类，于六君子内也，**归脾汤**：可治郁怒伤肝，又可治心虚不寐之症。**小柴汤** 可治伤风起初之病，又可治伤寒已坏之症。**参苏饮**：可治风邪之侵，又可治气郁之闷。**补中益气汤**：可升提阳气，又可补益脾阴，兼具消食于初伤，祛邪于变后虚症，藉之以散邪，泻症资之以固脱。**四君子**：可以补气之不足，又可以泻火之有余。

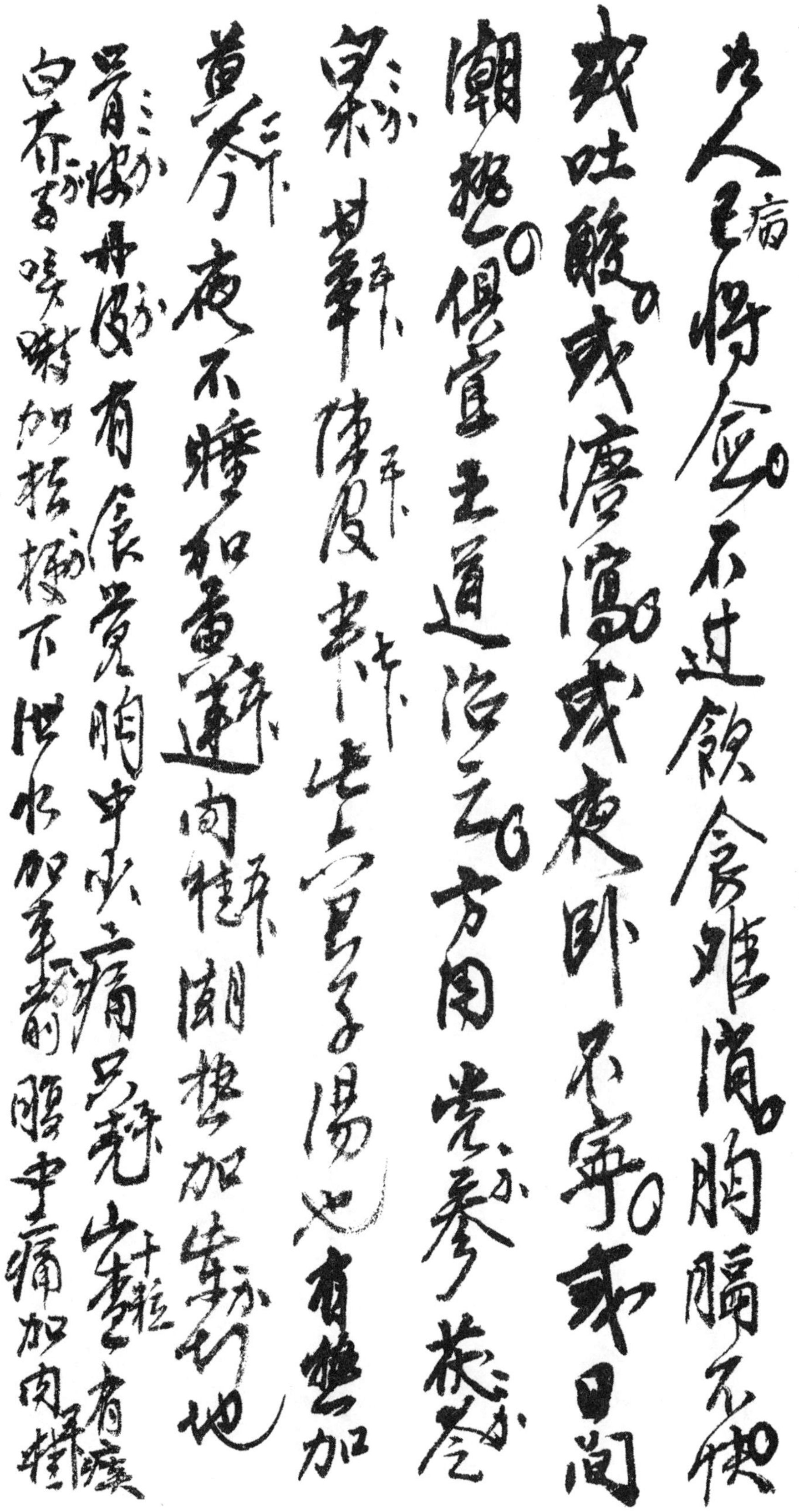

如人已病将佥，不过饮食难消，胸膈不快，或吐酸，或溏泻，或夜卧不宁，或日间潮热，俱宜王道治之。**方用：**党参二钱，茯苓二钱，白术二钱，甘草五分，陈皮五分，半夏七分，此六君子汤也。有热加黄芩三分，夜不睡加黄连五分，肉桂五分，潮热加柴胡一钱，地骨皮三钱，丹皮一钱，有食觉胸中少痛，枳壳五分，山查十粒，有痰白芥子一钱，咳嗽加桔梗一钱，下泄水加车前子一钱，腹中痛加肉桂五分。

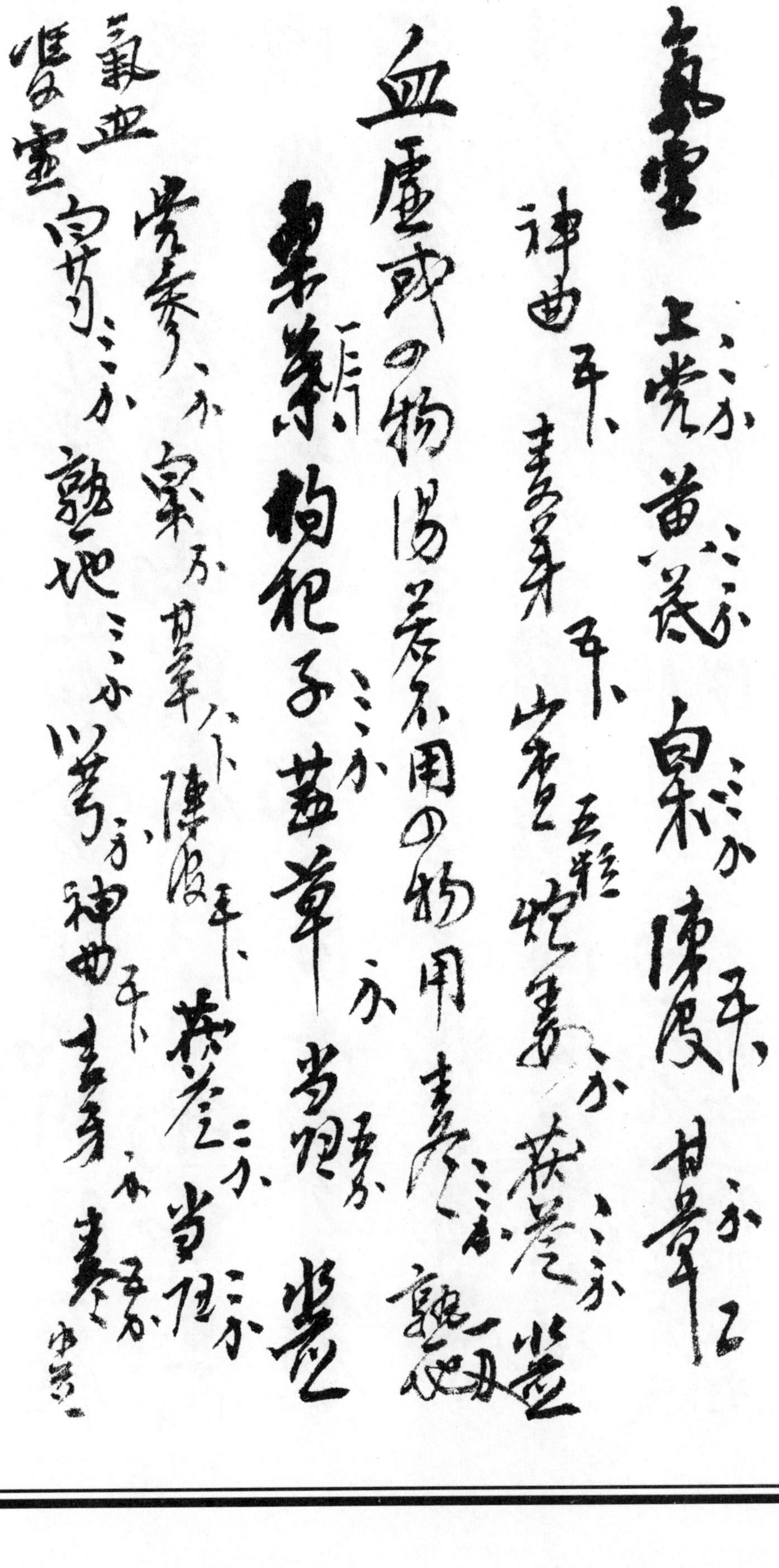

气虚：上党二钱，黄芪三钱，白术三钱，陈皮五分，甘草一钱，神曲五分，麦芽五分，山查五粒，炮姜一钱，茯苓三钱，水煎。

血虚：或四物汤。若不用四物，用麦冬三钱，熟地一两，桑叶三片，枸杞子三钱，茜草一钱，当归五钱，水煎。

气血双虚：党参一钱，白术一钱，甘草八分，陈皮三分，茯苓二钱，当归二钱，白芍三钱，熟地三钱，川芎一钱，神曲五分，麦芽一钱，麦冬五钱，水煎。

四物湯可治吐血，又可治下血，逍遥散可治木鬱，又可治數鬱，六君子湯可治飲食之傷，又可治痰氣之積，然而方雖同，而用輕重有别，加减有殊，未可執之以治一病，又即以治彼病耳。如吐血宜加麥冬、甘草，便血宜加地榆、黄芩之類，于四物中也，加丹皮、梔子，宜加于木鬱之中，黄連宜加于火鬱之中，黄芩、蘇葉宜加于金鬱之中也。傷肉食宜加山查。

四物汤可治吐血，又可治下血，**逍遥散可治**木郁，又可治数郁。**六君子汤可治**饮食之伤，又可治痰气之积，然而方虽同，而用轻重有别，加减有殊，未可执之以治一病，又即以治彼病耳。如吐血宜加麦冬、甘草，便血宜加地榆、黄芩之类，于四物中也，加丹皮、栀子，宜加于木郁之中。黄连宜加于火郁之中，黄芩、苏叶宜加于金郁之中也。伤肉食宜加山查。

右寸関脉大于左宜補中益氣湯隨症加減

左寸関脉大于右宜逍遥散隨症加減

両尺大宜知柏地黄湯

両尺小宜肉桂附子八味地黄湯

両関大宜平肝散或小柴胡湯

両関小宜平胃散或健脾和中湯

脉与方：右寸、关脉大于左，宜补中益气汤，随症加减。左寸、关脉大于右，宜逍遥散，随症加减。两尺大，宜知柏地黄汤。两尺小，宜肉桂附子八味地黄汤。两关大，宜平肝散或小柴胡汤。两关小，宜平胃散或健脾和中汤。

兩寸大宜清心理氣平肝散
兩寸小宜和氣飲各湯頭隨症加減

两寸大，宜清心理气平肝散　两寸小，宜和气饮，各汤头随症加减。

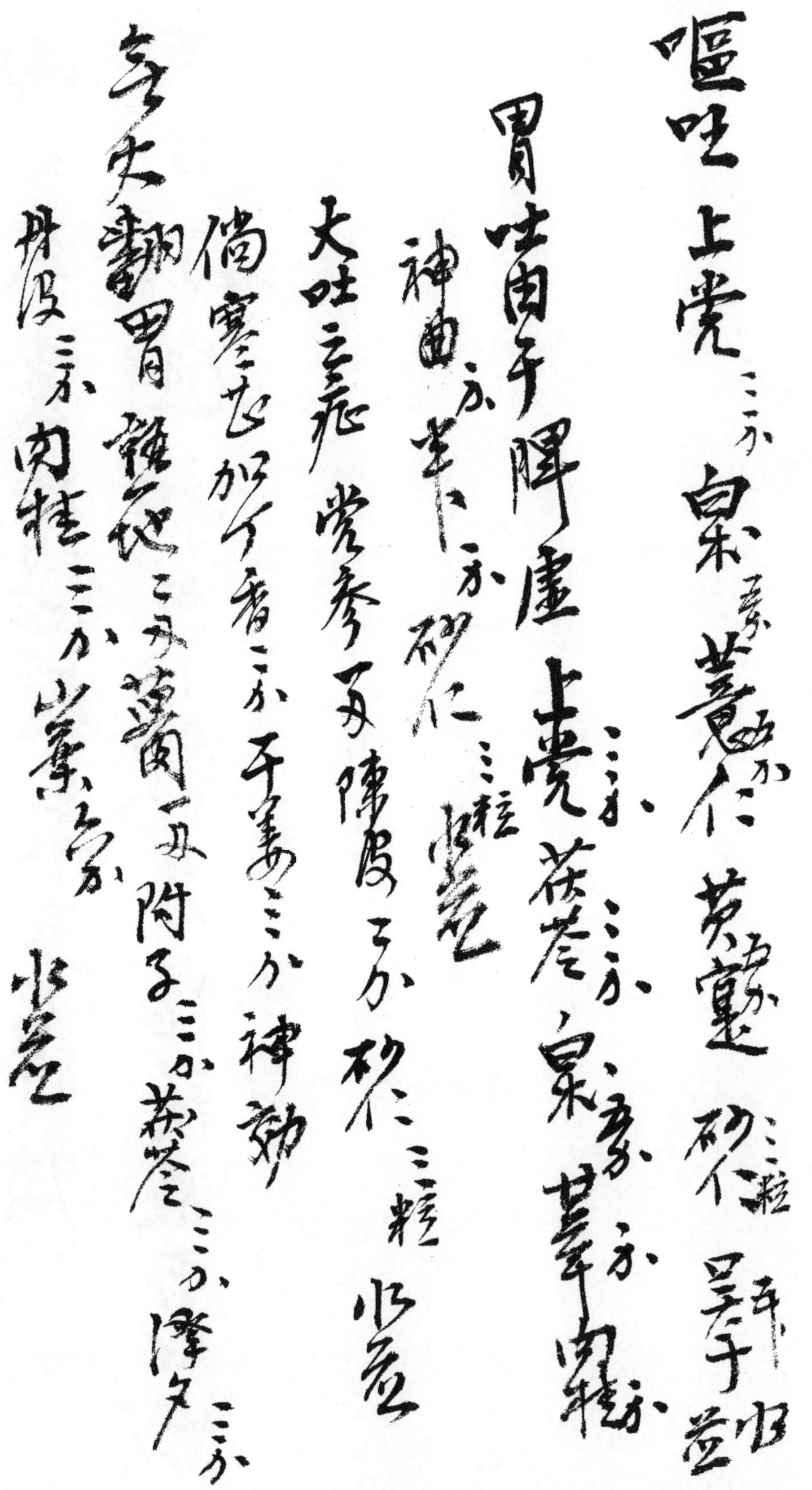

呕吐：上党三钱，白术五钱，薏仁五钱，芡实五钱，砂仁三粒，吴萸五分，水煎。

胃吐(由于脾虚）：上党三钱，茯苓三钱，白术五钱，甘草二钱，肉桂一钱，神曲二钱，半夏一钱，砂仁三粒，水煎。**大吐之症：**党参一钱，陈皮二钱，砂仁三粒，水煎。倘寒甚，加丁香二钱，干姜三钱，神效。**无火翻胃：**熟地二两，萸肉一两，附子三钱，茯苓三钱，泽泻三钱，丹皮三钱，肉桂三钱，山药六钱，水煎。

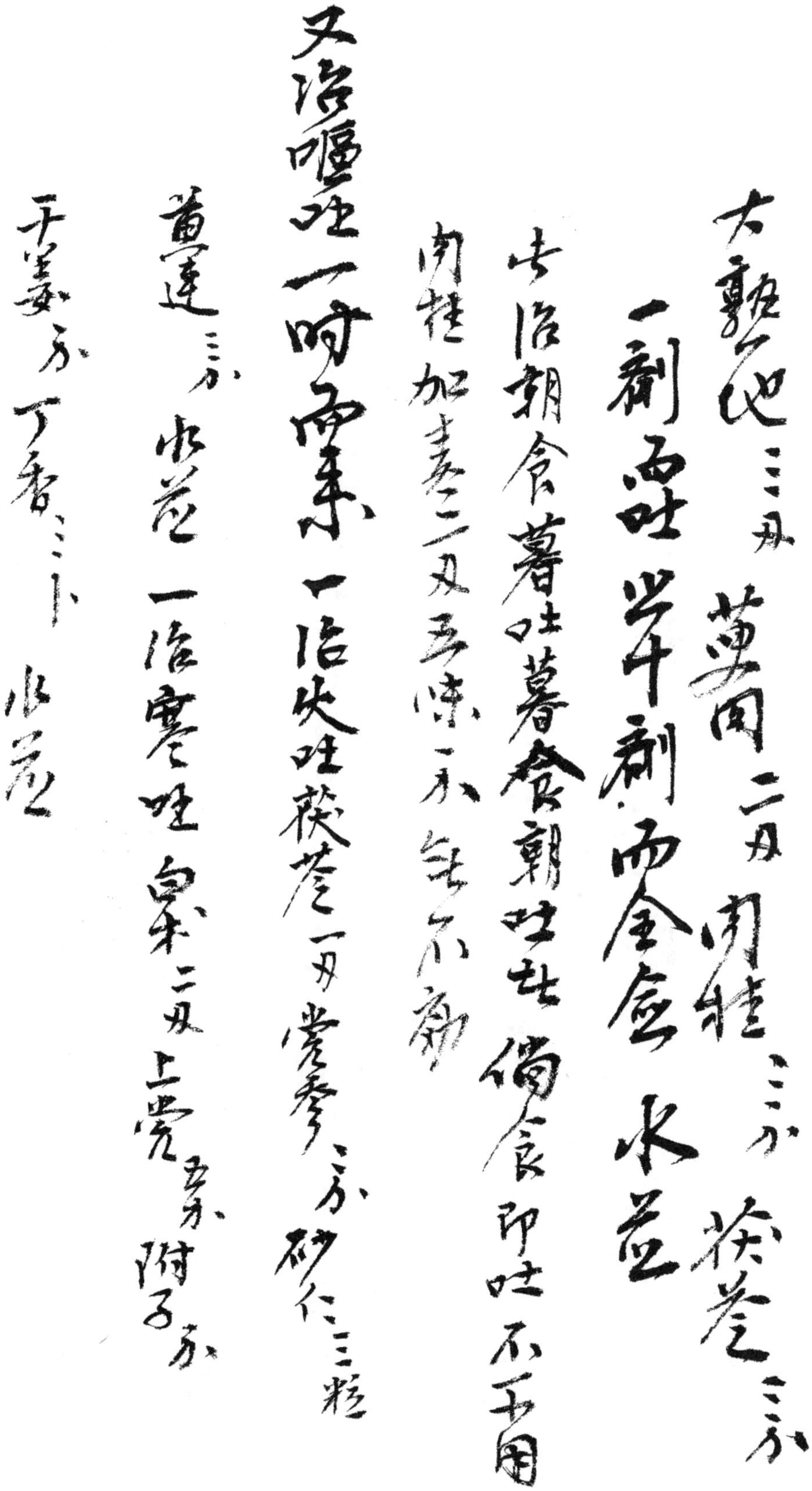

大熟地三两，萸肉二两，肉桂三钱，茯苓三钱，一剂而吐，之十剂而全愈。水煎。此**治：朝食暮吐**、**暮食朝吐**者，倘食即吐不可用。肉桂加麦冬三两，五味一钱，无不效。**又治：呕吐一时而来**

一治：火吐 茯苓一钱，党参二钱，砂仁三粒，黄连三钱，水煎。

一治：寒吐 白术二钱，上党五钱，附子一钱，干姜一钱，丁香三分，水煎。

食鼓：面黄、遍身皆黄、肚大如鼓，用大承气汤一付而愈

反胃：初起之时未尝【】胃病也，当时以逍遥散加黄连二钱立止也。世医不知治法，倘以香砂、厚朴、枳壳之类，投之不应。又用巴豆、大黄又不应，乃改用黄连、黄柏、栀子、黄芩、知母、石膏、大黄之类，又不应，乃用柴胡、荆芥、桔梗、防风、苏子，遂成噎膈之症矣。乃传一方：熟地一两，山萸肉四钱，麦冬三钱，北五味一钱，元参一钱，当归三钱，白芥子一钱，牛膝二钱，水煎。

食下即吐，肾中无水而翻胃者，**六味汤：**熟地二两，萸肉五钱，山药一两，泽泻三钱，丹皮三钱，茯苓五钱，麦冬五钱，五味二钱，水煎。食久而始吐，肾中无火而翻胃者，**八味汤：**大熟地一两、附子一钱，肉桂一钱，山萸肉四钱，麦冬三钱，北五味一钱，茯苓二钱、山药二钱，丹皮一钱，泽泻一钱，牛膝一钱，水煎。

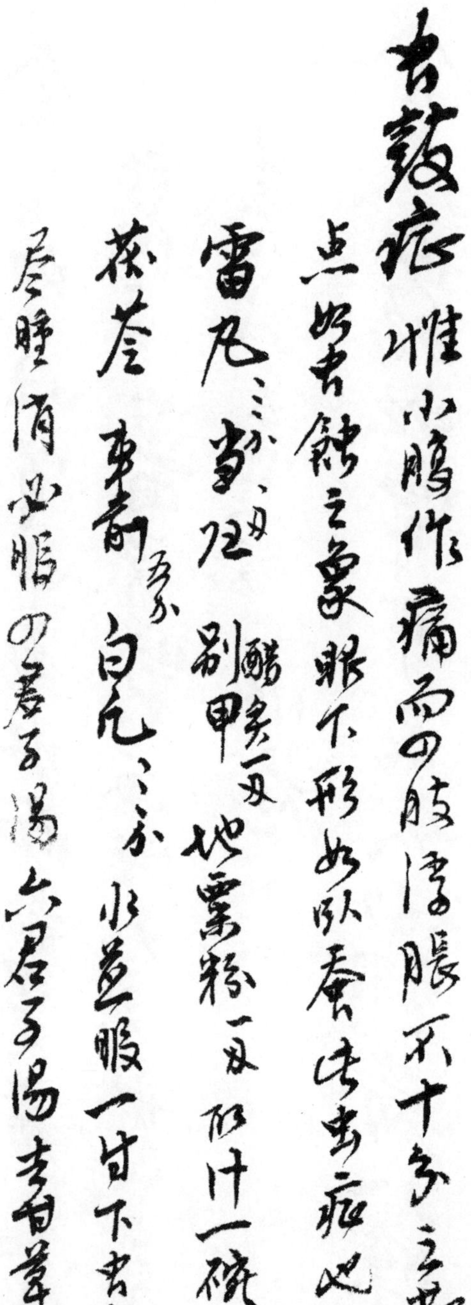

虫鼓症：惟小腹作痛而四肢浮胀，不十分之甚，面色红而紫点如虫食之象，眼下形如卧蚕者，虫症也。雷矾三钱，当归一两，别甲醋炙，一两，地栗粉一两，取汁一碗。神曲三钱，茯苓、车前子五钱，白矾三钱，水煎服一付，下虫无数，二付虫尽肿消。必服四君子汤、六君子汤去甘草，收功。

血鼓

或跌闪而血瘀不散，或抑郁而结血不行，盖血鼓之症。惟腹胀似鼓而四肢手足并无胀意。水蛭三钱，炒黑可用，当归二钱，雷矾三钱，红花三钱，枳实三钱，白芍三钱，牛膝三钱，桃仁四十个，水煎服一付即下血斗余，再煎即血尽而愈，胀肿消后即不可用二付，用四物汤加白术、茯苓、人参自然收功。

血鼓或跌闪而血瘀不散，或抑郁而结血不行，盖血鼓之症。惟腹胀似鼓而四肢手足并无胀意。水蛭三钱，炒黑可用，当归二钱，雷矾三钱，红花三钱，枳实三钱，白芍三钱，牛膝三钱，桃仁四十个，水煎服一付即下血斗余，再煎即血尽而愈，胀肿消后即不可用二付，用四物汤加白术、茯苓、人参自然收功。

气鼓：乃气虚作肿，肿似水鼓，而非水鼓也。但按之皮肉不如泥，必先从脚面起，渐至上身、头面皆肿者有之，必须健脾行气加利水之药，则可救矣。倘以水鼓治之，是速死也。我今传一大奇方：**消气散**：白术一两，薏仁一两，茯苓一两，人参一钱，甘草一分，枳壳五分，山药五钱，肉桂一分，车前子一钱，萝卜子一钱，水煎，日三付，久则方觉有效，十付觉气舒，廿付全消。然必忌油盐三月，后渐渐少用。**又方**：葶苈子炒香，枣肉，为丸，如豌豆大，每日三瓦【】，面汤下，酒亦可。**又方**：大蛤蟆一个，去肠、肚、皮，入砂仁二钱，香油炸干食之，黄酒下。**又方**：大蛤蟆一个，破开，填砂仁满肚，黄泥封固，炭火煅红，

取出涼冷為末陳皮煎湯調服吃盡放屁而愈不忌油鹽

氣虛鼓症治水濕結在膀胱小便點滴不出以致目冥口張足腫氣喘者大熟地一兩萸肉五錢車前三錢茯神五錢肉桂一錢牛膝一錢薏仁一兩山藥二兩水煎服

先用瓜蒂吹鼻水出後用此方

取出凉冷为末，陈皮煎汤调服。吃尽放屁而愈，不忌油盐。

气虚鼓症：治水湿结在膀胱，小便点滴不出，以致目冥口张，足肿气喘者，大熟地一两，萸肉五钱，车前三钱，茯神五钱，肉桂一钱，牛膝一钱，薏仁一两，山药二两，水煎服。先用瓜蒂吹鼻，水出后用此方。

治：妇人浑身皆肿满，隔年鸡子一个，不论公、母，去毛、肠、肚，用商陆四两，入鸡肚内蒸熟，食之饮其汁汤，一日若吃不尽，二日用完。先服牛膝二钱，木瓜二钱，木香一分，水煎服后即吃鸡子。忌油盐腥荤，消完则不忌矣。**又伤湿方：**身重足肿小便短赤，白术、泽泻、猪苓各三钱，肉桂五分，茯苓五钱，柴胡一钱，车前一钱，半夏一钱，水煎服。**又方：**水病肚肿　黄瓜一根破开，连子用醋煮烂，空心食之，须臾水自下也。**又方：**大蛤蟆一个，内装硇砂一钱，山甲三钱，甘遂三钱，火烧为末，白水下。

水鼓症

水鼓症：水鼓满身皆水，按之如泥不起，若不急治，水【】四肢而不得从膀胱，则变为死症而不可救矣。又方**决流汤：**二丑二钱，甘遂雪天火煨二钱，肉桂三分，车前一两，水煎。一付水流，下余二付痊愈。药不可，用三付。愈后即付五苓散二付，又用六君子汤以补脾可也。须忌食盐，犯则极。

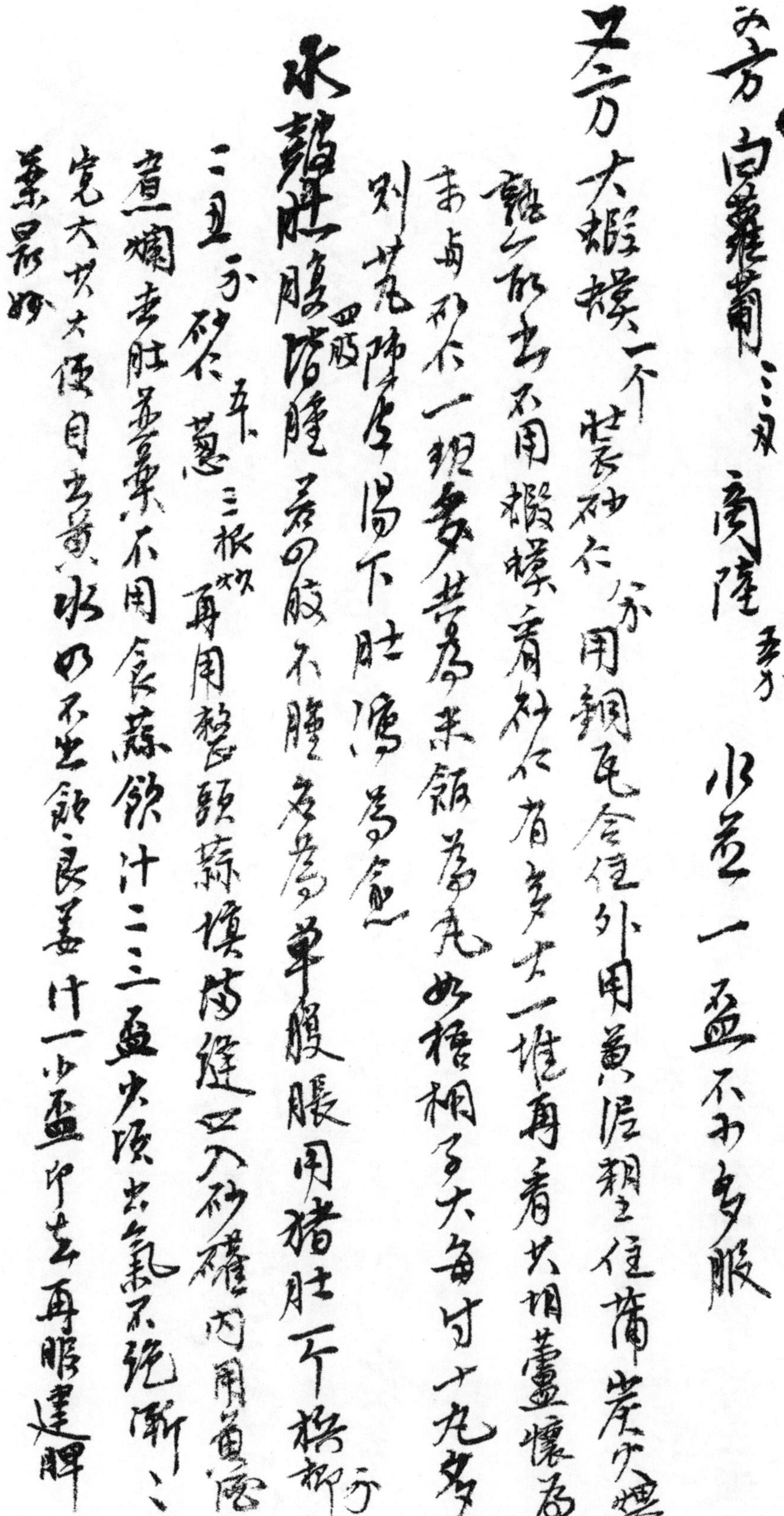

又方：白罗卜三钱，商陆五钱，水煎一盅，不可多服。**又方：**大蛤蟆一个，装砂仁八钱，用铜瓦合住，外用黄泥糊住，蒲炭火煨熟取出，不用蛤蟆，看砂仁有多大一堆，再看其相，【】【】为末，与砂仁一般多，共为末，饭为丸，如梧桐子大，每付十丸，多则廿丸，陈皮汤下肚，泻为愈。

水鼓：肚腹四肢皆肿，若四肢不肿，名为单腹肿，用猪肚一个，槟榔一钱，二丑一钱，砂仁五分，葱三根炒，再用整头蒜填满，缝口入砂罐内，用黄酒煮烂，去肚并药，不用食蒜，饮汁二三盅，少倾出气不绝，渐渐宽大，少大便自出，黄水如不出，饮良姜汁一小盅即去，再服健脾药最妙。

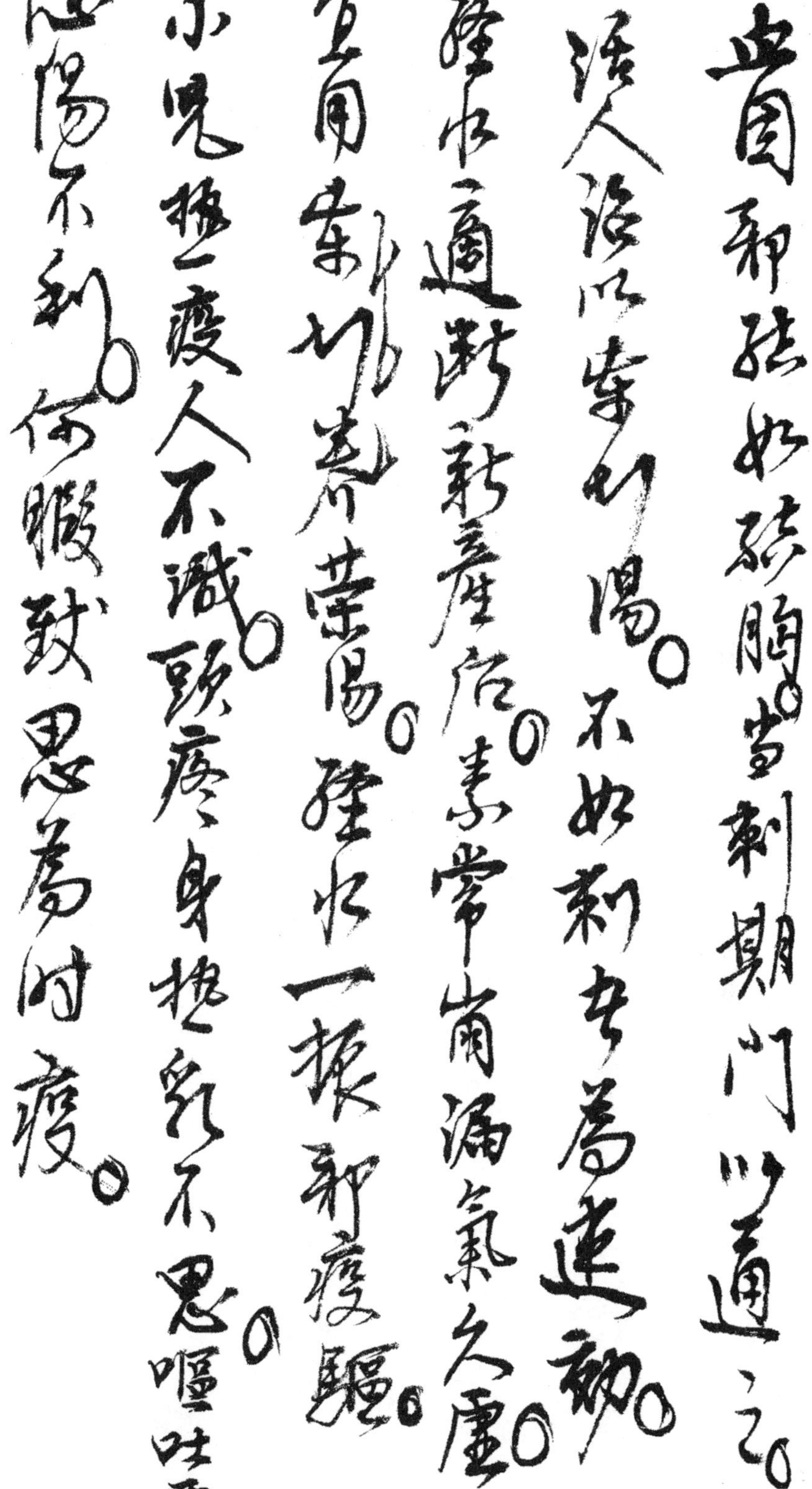

血因邪结，如结胸，当刺期门以通之。活人治以**柴胡汤**，不如刺者为速效。经水适断新产后，素常崩漏，气久虚，宜用**柴胡养荣汤**。经水一振邪疫驱。小儿热疫人不识，头疼身热乳不思，呕吐恶心汤不利，何暇致思为时疫。

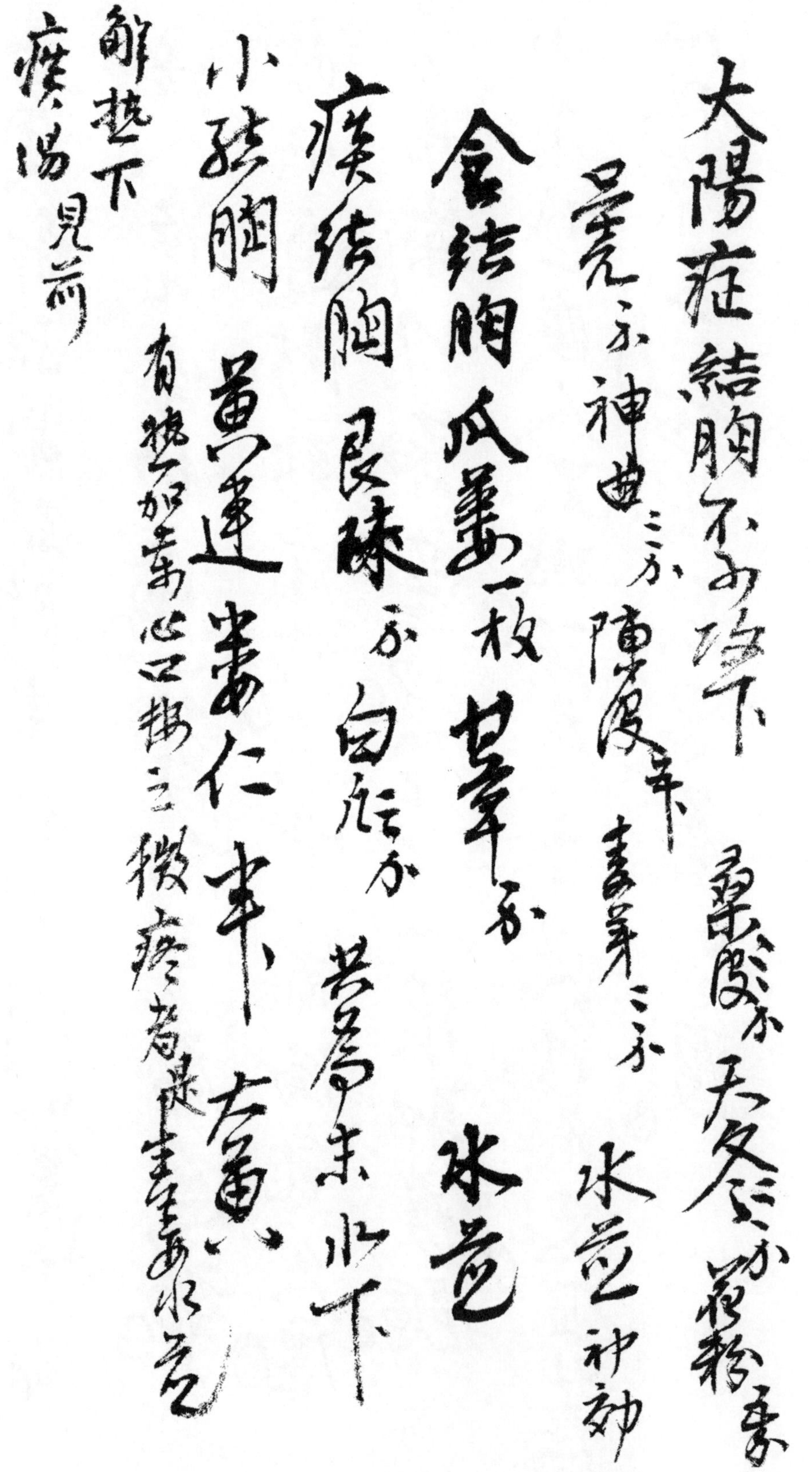

太阳症结胸，不可攻下：桑皮三钱，天冬三钱，花粉五钱，枳壳二钱，神曲三钱，陈皮五分，麦芽三钱，水煎神效。**食结胸**：瓜蒌一枚，甘草一钱，水煎。**痰结胸**：【】【】一钱，白矾三钱，共为末，水下。**小结胸**：黄连、蒌仁、半夏、大黄，有热加柴，心口按之微疼者是。生姜水煎。解热下痰汤见前。

照常煎，愈后更加八味散。邪入氣分小便澁，猪苓滑石甘草澤，木通車前灯心煎，一付管許小便安。邪盛血分溺蓄血，桃仁當归牡丹切，赤芍阿膠滑石等，照常煎服不用説。大病之后三焦傷，不能通調輸膀胱。

照常煎，愈后更加八味散。邪入气分小便涩，猪苓、滑石、甘草泽，木通、车前、灯心煎，一付管许小便安。邪盛血分溺蓄血，桃仁、当归、牡丹切。赤芍、阿胶、滑石等，照常煎服不用说。大病之后三焦伤，不能通调输膀胱。

足冷体重身浮肿，行气利水一命尫。
金匮肾气丸可服，即速多与莫彷徨。
金匮肾气八味丸，更有牛膝共车前。
炼蜜为丸桐子大，空心送下二三钱。
妇人时疫与男一，唯恐适遇经来时。
血室空虚邪气乘，昼夜发热甚谵语。

足冷体重身浮肿，行气利水一命尫。金匮肾气丸可服，即速多与莫彷徨。
金匮肾气八味丸，更有牛膝共车前。炼蜜为丸桐子大，空心送下二三钱。
妇人时疫与男一，唯恐适遇经来时。血室空虚邪气乘，昼夜发热甚谵语。

四肢反厥眩暈胃，項皆強直惡症出。
急用人參養榮湯，虛症少過即勿服。
協熱下利瀉稀糞，大便秘結糞黑硬。
熱結膀胱利臭水，大便膠閉膠粘凍。
四症皆宜大承氣，毒有出路胃氣動。
下后大便久不行，別無他症不可攻。

四肢反厥眩晕胃，项皆强直恶症出。急用人参养荣汤，虚症少过即勿服。
协热下利泻稀粪，大便秘结粪黑硬。热结膀胱利臭水，大便胶闭胶粘冻。
四症皆宜大承气，毒有出路胃气动。下后大便久不行，别无他症不可攻。

三陰不足陽虛燥，飲食漸進自得通。
假若谷道覺【】悶，輕用蜜道重六成。
六成湯內歸白芍，地黃二冬從容看。
日久便燥六七丸，澤瀉少加不須多。
此因命門三陽歉，七成湯服起沉疴。
七成湯內破故紙，附子茯苓五味子。人參炙草

三阴不足阳虚燥，饮食渐进自得通。假若谷道觉【】闷，轻用蜜道重六成。六成汤内归白芍，地黄二冬从容看。日久便燥六七丸，泽泻少加不须多。此因命门三阳歉，七成汤服起沉疴。七成汤内破故纸，附子茯苓五味子。人参炙草

下后膜原有余邪，邪与胃并不除热，间服柴胡清燥方。热仍不除小承气汤，下后反痞，气血虚弱，脉不甚数口不渴，宜用参附养荣汤，一付痞失何用多。参附养荣生地黄、当归、芍药与干姜，照常煎服如前症，一服犹如雪见汤。

下后膜，原有余邪。邪与胃并不除热，间服柴胡清燥方。热仍不除小承气，汤下后反痞，气血虚弱，脉不甚数口不渴。宜用参附养荣汤，一付痞失何用多。参附养荣生地黄、当归、芍药与干姜，照常煎服如前症。一服犹如雪【】汤。

應下失下久耽閣，邪熱未除神將脫，惡症雜出難攻補，黃龍湯服或可活。黃龍湯內大承氣，人參、地黃、當歸的。補瀉兼施惟此方，或可回生于萬一。純用承氣有數付，下症稍除神漸甦。續得振戰怔忡悸，心內狀如人將捕。

应下失下久耽搁，邪热未除神将脱，恶症杂出难攻补，黄龙汤服或可活。黄龙汤内大承气，人参、地黄、当归的。补泻兼施惟此方，或可回生于荣。纯用承气有数付，下症稍除神渐甦。续得振战怔忡悸，心内状如人将捕。

邪在半表半裏間，醫見有表復有裏。先解后攻依經言，常思大劑麻黃進。一毫無汗反加煩，發汗原由中達表。裏氣結滯陽怎宣，熱渴未除裏症在，乘氣養榮莫遲挨。清燥養榮當歸身，知母花粉白芍陳。甘草灯心地黃汁，陽枯血熱可

邪在半表半里间，医见有表后有里。先解后攻依经言，常思大剂麻黄进。一毫无汗反加烦，发汗原由中达表。里气结滞阳怎宣，热渴未除里症在，乘气养荣莫迟挨。清燥养荣当归身，知母花粉白芍陈。甘草灯芯地黄汁，阳枯血热可

煎吞。陈芩紫草柴胡汤，白芍生地知母当。归身花粉用姜枣，表有余邪即煎尝。承气养荣知母当，枳实厚朴煎大黄。白芍生地姜为引，里未尽时处此汤。瓜蒌养荣瓜蒌仁，贝知二母天花粉，橘红归身苏子姜，专治疾盛膈不亮。

麻黄净根入，服之当保汗不出。**时疫愈后已数日**，饮食惊动即汗出。此属表里虚怯症，人参养荣倍黄芪。养荣汤内有人参，麦冬五味知母陈。地黄当归白芍药，甘草照常煎之吞。邪【】血分里气壅，非下斑热即不轻，下后斑出

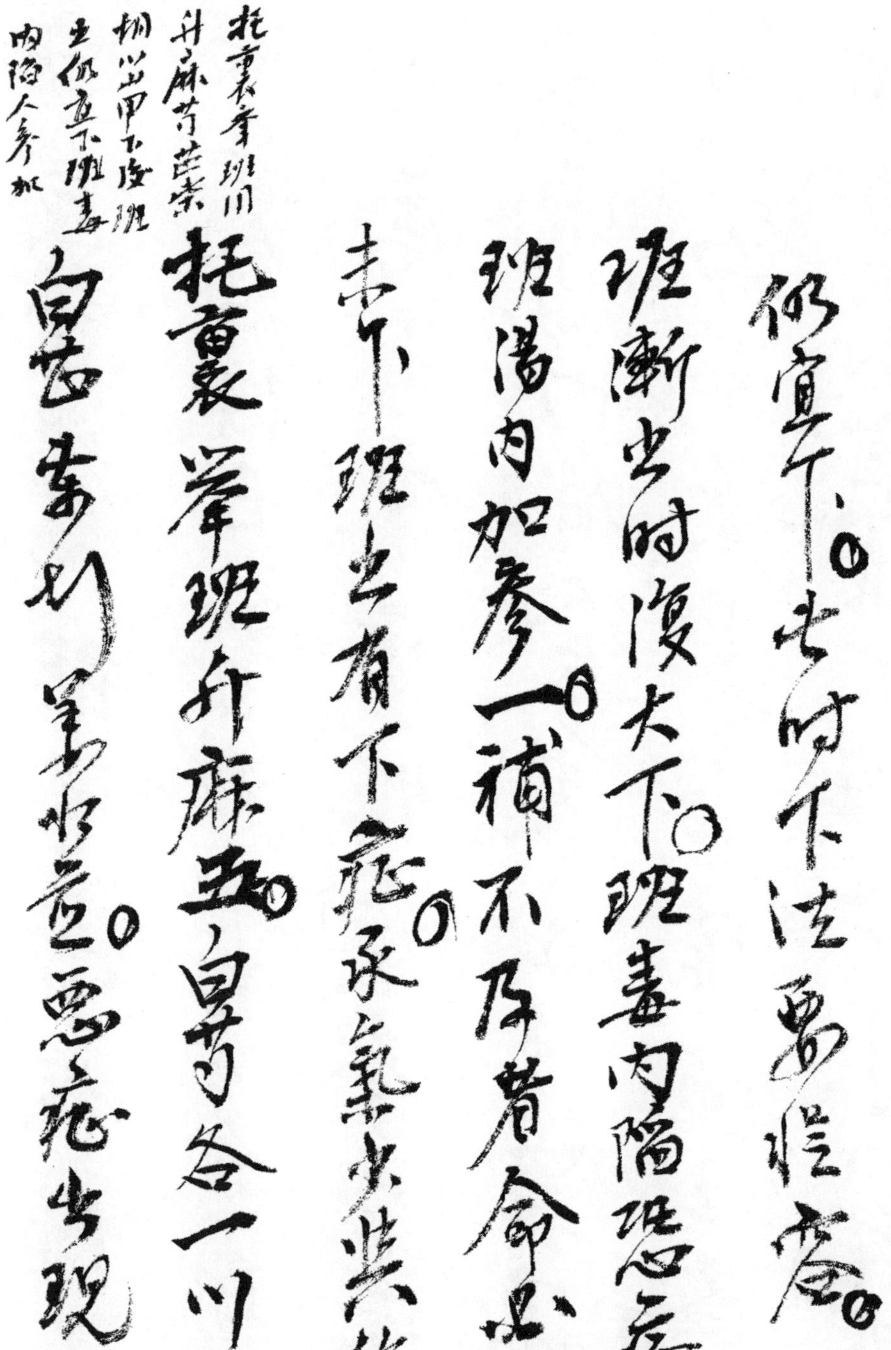

仍宜下，此时下法要从容。斑渐出时复大下，斑毒内陷恐症丛。举斑汤内加参一，补不及者命必终。未下斑出有下症，承气少与徐徐攻。托里举斑升麻五，白芍各一川山甲。白芷柴胡姜水煎，恶症出现人参加。

胃实失下结为黄。非因失血致斯殃。治法须使蓄血行。热邪黄毒一扫光。热疫传里下焦遗。小便不利身目黄。须得茵陈汤一付。山栀大黄姜枣吞。心膈满闷喜烦呕。欲吐不吐邪上膈。饮食难进腹中满。瓜蒂散吐可无忧。

胃实失下结为黄，非因失血致斯殃。治法须使蓄血行，热邪黄毒一扫光。热疫传里下焦遗，小便不利身目黄。须得茵陈汤一付，山栀大黄姜枣吞。心膈满闷喜烦呕，欲吐不吐邪上【】。饮食难进腹中满，瓜蒂散吐可无忧。

瓜蒂山栀赤小豆，水煎徐徐服勿骤。虚脱脉微症无阳，即速峻补不及亡。

有热为实无热虚，颠倒错乱病非常。**瘟疫愈后已净凉**，数日之后有灾殃。

此属表虚宜止汗，照常煎服黄芪汤。黄芪汤内归白朮，五味甘草六分许（钱半）。

一去诸病愈，何论燥结与未结。瘟疫下后脉已平，大便二三日不行，时时作呕食难进，少与汤水即不存。下既不通必反上，调胃承气驱结行。大承气汤五钱黄，枳实二钱三钱芒。小承气汤芒硝去，硝黄甘草调胃汤。

以上三方皆承氣，煎服必須用生姜。
胃實失下夜發熱，熱當血分致餘血。
初熱晝夜日晡甚，既投承氣獨夜熱。
行血桃仁承氣湯，服后血行熱亦亡。
犀角生地白芍丹，鮮地搗汁渣仍煎。
煎成取汁服去渣，何愁餘熱復炎炎。

以上三方皆承气，煎服必须用生姜。**胃实失下夜发热**，热【】血分致余血。
初热昼夜日晡甚，既投承气独夜热。行血桃仁承气汤，服后血行热亦亡。
犀角生地白芍丹，鲜地捣汁渣仍煎。煎成取汁服去渣，何愁余热复炎炎。

非关劳复还宜下，但当少与无过剂。下后宜凉身反热，结开郁汤欲发泄。
即如炉中乍去火，余焰不久自息灭。应下失下口烦渴，热减肢厥欲近火。
一下舌润生津液，去炉灭被脉大数。除渴原非白虎症，柴胡汤内加甘葛。

柴胡汤内用黄芩，陈皮甘草共四味。此方不可除盗汗，水煎必用姜枣随。
瘟疫下后卅余，不必诸症急俱齐。但见舌黄心痞塞，达原加黄即下之。
二三日间邪入胃，小承气汤即微余。承气本为下疫设，【】因燥结致邪
热、【】恶。

午前忽变舌黄色随陷胸中膈满闷疼

大渴烦燥舌渐溃毒尽传于阳明经

大黄加入达原内烦燥少减热渐轻

午后复加舌燥闷通舌变黑芒刺生鼻

如烟煤邪入胃大承气汤莫消停假若用

药无微缓二三日间命必倾

午前忽变舌黄色，随陷胸中膈满闷疼。**大渴烦燥舌渐溃**，毒尽传于阳明经。大黄加入达原内，烦燥少减热渐轻。午后复加舌燥闷，通舌变黑芒刺生。鼻如烟煤邪入胃，大承气汤莫消停。假若用药无微缓，二三日间命必倾。

邪在膜原舌白胎。舌根漸黃中央來。邪漸入胃用達原。三陽經現依經裁。若有裏加大黃。三消飲子治餘結。沉數下後脈已浮。宜汗不汗脈復沉。膜原餘邪復到胃。更宜下之莫因循。下後渴減身熱退。後復發熱邪復聚。

邪在膜原舌白胎，舌根渐黄中央来。邪渐入胃用达原，三阳经现依经裁。若有里加大黄，三消饮子治余结。沉数下后脉已浮，宜汗不汗脉复沉。膜原余邪复到胃，更宜下之莫因循。下后渴减身热退，后复发热邪复聚。

邪渐入胃三消症，三消饮内达原方。大黄葛根柴胡恙，煎时必须用枣姜。热邪散漫脉常洪，数而大渴大热蒸。遍身发热宜白虎，石膏一两不可轻。知母五钱甘草一，炒末一撮姜煎中。舌上纯黄兼里症，邪已入

胃下所當，姜煎承氣湯一付。或大或小
須審量。
熱疫傳變本無常，局外他病有損傷。
忽遇時疫舊病發，但治此疫旧病亡。
瘟疫急症要急攻，一日三遍藥之綜。
舌上白胎如積粉，早投達原飲一鍾。

胃下所当，姜煎承气汤一付。或大或小须审量。**热疫传变本无常**，局外他病有损伤。忽遇时疫旧病发，但治此疫旧病亡。**瘟疫急症要急攻**，一日三遍药之宗。舌上白胎如积粉，早投达原饮一钟。

瘟疫

瘟疫初起先憎寒，以后昼夜热炎炎。日晡益甚头身疼，不浮不沉脉显然。不可发汗不可攻，初起只宜服达原。达原饮内槟榔先，白芍厚朴知芩兼。甘草草果须减半，午后温服用水煎。

瘟疫

瘟疫初起先憎寒，以后昼夜热炎炎。日晡益甚头身疼，不浮不沉脉显然。不可发汗不可攻，初起只宜服达原。达原饮内槟榔先，白芍厚朴知芩兼。甘草草果须减半，午后温服用水煎。

瘟疫游溢三陽經。少陽柴胡加其中。太陽羌活一錢整。陽明必須加干葛。感之輕者白胎薄。熱亦不甚脈不數。用達原加減治。何用衣被與火湯。感之重者舌如霜。滿布無隙服上方。不從外觸從內陷。舌根先黃漸中央。

瘟疫游溢三阳经，少阳柴胡加其中。太阳恙活一钱整，阳明必须加干葛。感之轻者白胎薄，热亦不甚脉不数。用达原加减治，何用衣被与火汤。感之重者舌如霜，满布无隙服上方。不从外触从内陷，舌根先黄渐中央。

禁令补剂与沐洗，**加味续命汤**可用。加味续命芎川芎，防风防已甘草同。

桂枝白术川恙活，麻黄苍术有奇功。妇人伤寒与男一，惟有妊娠大不同。

清热和胎饮为主，各遂经络加减用。清热和胎紫苏先，白术条芩在后边。

甘草一钱切碎入，亦名**紫苏和胎散**。

人乱语： 加味导痰汤可寻。加味导痰半夏陈，枳实连贝瓜蒌仁。南星茯苓甘草入，芩朮桔梗妙如神。

类伤寒： 有食积，头疼发热恶寒逼，身不疼痛无他病，气口紧盛脉堪识。以此脉，别病根，指下详细察其因。

不与伤寒治法同，独有调中汤可导。调中陈朴东山查，神曲干姜苍麦芽。黄连甘草草果仁，枳实白术一定加。类伤寒，有脚气，头疼身热恶寒至。便秘肢节疼呕逆，只从脚上起为异。脚软弱，难转动，风寒暑湿些能中。

芩连消毒芩黄连，甘草柴胡桔梗【眩】。川芎荆芥牛蒡子，连翘白芷与射干。枳壳防风都可用，恙活竹沥甚有权。又一症，少知音，状类伤寒仔细寻。头疼恶寒身发痛，濈然汗出体倦沉。口微渴，脚疼酸，脉宏无力语难言。外感内伤【】【】症，

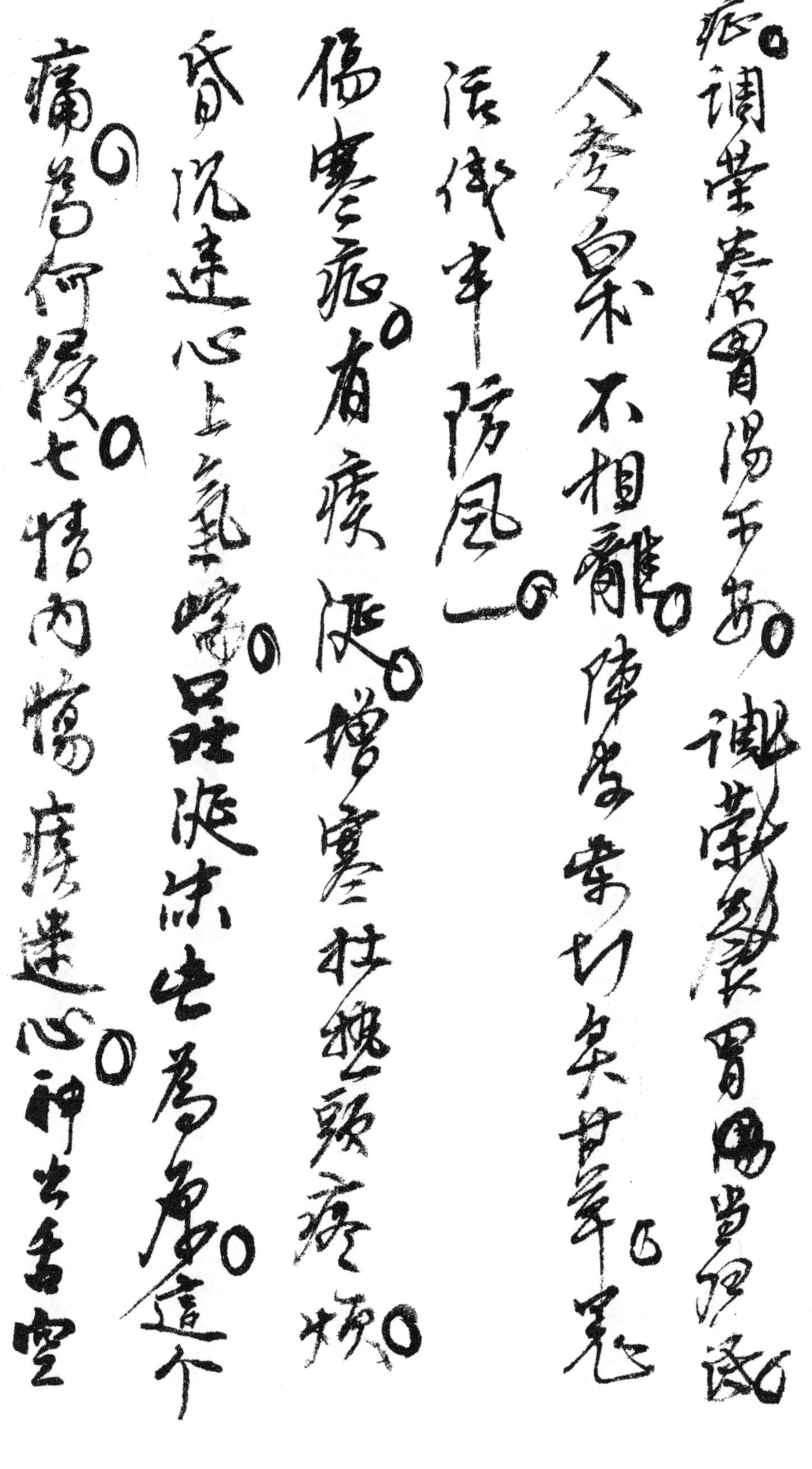

调荣养胃汤可安。调荣养胃当归芪，人参白术不相离。陈皮柴胡炙甘草，恙活钱半防风一。**伤寒症，有痰涎**，憎寒壮热头疼烦。昏沉连心上气喘，口吐涎沫此为源。这个痛，为何侵，七情内伤痰迷心，神出舌空益元汤内麦冬姜，人参五味在达阳。甘草知母连附子，童便葱艾枣共姜。

伤寒症，名挟血，头不疼兮身发热。虽然发热不恶寒，小便自利大便黑。口无伦，出舌言，昏昏沉沉见祟然。此伤心脾二经病，当归活血汤可痊。

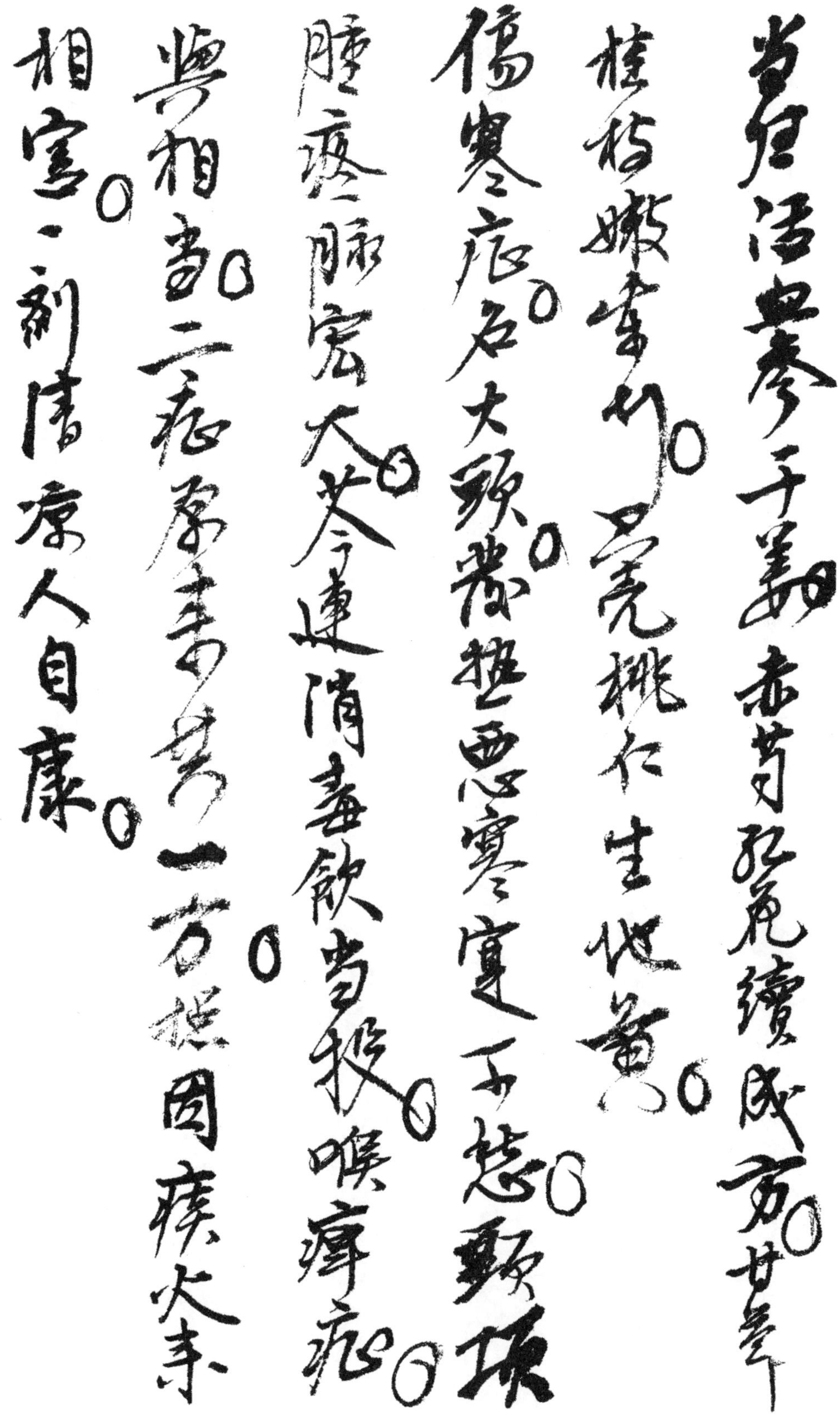

当归活血参干姜，赤芍红花续成方。甘草桂枝嫩柴胡，枳壳桃仁生地黄。

伤寒症，名大头，发热恶寒实可愁。头项肿疼脉宏大，芩连消毒饮当投。

喉痹症，与相当，二症原来共一方。总因痰火来相害，一剂清凉人自康。

導赤各半清枝連，黄芩犀角麦冬鮮。
赤芍知母甘草豉，姜枣元肉灯心煎。
傷寒症，名撮空，倍醫不識呼為風。
尋衣摸床並譫語，時常双手抱其胸。
復昏沉，不知事，熱乘于肺元氣虚，
升陽散火湯可用，小便不利便难醫。

导赤各半清枝连，黄芩犀角麦冬鲜。赤芍知母甘草豉，姜枣元肉灯心煎。

伤寒症，名撮空，倍医不识呼为风。寻衣摸床并谵语，时常双手抱其胸。

复昏沉，不知事，热乘于肺元气虚，升阳散火汤可用，小便不利便难医。

升陽散火古方稀。四君子湯去茯苓。苓歸柴胡麥門冬。芍藥陳皮薑棗依。傷寒症。名戴陽。面赤飲水不待嘗。全無身熱與頭疼。只作燥悶不安康。元氣弱。此病掩。無根虛火從上炎。誤投涼藥人即死。益元湯進病可痊。

升阳散火古方稀，四君子汤去茯苓。
苓归柴胡麦门冬，芍药陈皮姜枣依。
伤寒症，**名戴阳**，面赤饮水不待尝。
全无身热与头疼，只作燥闷不安康。
元气弱，此病掩，无根虚火从上炎，
误投凉药人即死，益元汤进病可痊。

多斑独有此汤为得力

温经益元炙甘草，白芍黄芪用地道

参归附子生地黄，肉桂白术与干姜

伤寒后又一症，瘥后血气犹未空，劳

劳动助热复还经，或与妇人交感应，劳复症势极或

与妇人阴阳易，莫令舌出人即亡，急与逍遥汤取齐

逍遥汤内怀生地，知母滑参最为良

多斑独有此汤为得力。温经益元炙甘草，白芍黄芪用地道。参归附子生地黄，肉桂白术与干姜。**伤寒后**，又一症，**瘥后血气犹未空**。劳动助热复还经，或与妇人交感应，名劳复，症势猛，或与妇人阴阳易，莫令舌出人即亡。急与逍遥汤取齐。逍遥内怀生地黄，知母滑参最为良。

竹茹韮根柴胡犀，裤裆黄莲甘草尝。伤寒后，一症详，身不寒热二便常。心下不硬腹不疼，渐入神昏不语乡。或睡中，一二语，目赤唇焦不饮水，稀粥与之则又咽。不与不思如醉矣。热传心，舌又干，心火上逼肺金端。此病多为**越经症**，导赤各半汤可安。

有瘀血加味犀角地黄汤，急急与之热即泄。加味犀角地黄连，甘草苦参当归全。红花赤芍藕韭汁，枳壳桔梗与牡丹。伤寒之症，百合全。瘥后昏沉热渴连。错语失神并神倦，柴胡百合汤最眩。柴胡百合汤黄芩，生地黄汁入为引。

有瘀血，加味犀角地黄汤，急急与之热即泄，加味犀角地黄连，甘草苦参当归全。红花赤芍藕韭汁，枳壳桔梗与牡丹。**伤寒症**，**百合全**，瘥后昏沉热渴连。错语失神并神倦，柴胡百合汤最眩。柴胡百合汤黄芩，生地黄汁入为引。

芍药鳖甲生甘草，人参知母白茯神。病瘥后，又一症，干呕错语面失神。日夜呻吟不安睡，加味犀角汤可活人。**伤寒症**，**汗后虚**，头眩振振欲倒地，发【】亡阳汗不止，温经益元汤可试。或肉瞤，与筋惕，或因下后利不息，身体疼痛病燥实，三黄巨胜汤切效，一啜令人命可全。三黄巨胜芩连柏，栀子石膏大黄挨。芒硝枳实用麸炒，甘草荷叶称国老。**结胸症，有痰涎**，有热有气咳嗽喘，口渴失音病危困，解热下痰汤最眩。解热下痰汤苏子，芩连柏梗白芥子。

十杏仁瓜蒌仁。乌梅石膏用一剂。姜汁
沥用水煎。一付痰下即时安。
伤寒症。有出血。邪毒深入为极热。或衄或
吐不暂停。生地黄连汤莫缺。生地黄连
汤犀角。黄芩柴胡京墨磨。桔梗芍药与川芎。
甘草茅根煎成药。若烦燥。以难咽。邪瘀上焦

十杏仁瓜蒌仁，乌梅石膏用一剂。姜汁竹沥用水煎，一付痰下即时安。
伤寒症，**有出血**，邪毒深入为极热。或衄或吐下暂停，生地黄连汤莫缺。
生地黄连汤犀角，黄芩柴胡京墨磨，桔梗芍药与川芎，甘草茅根煎成药。
若烦燥，水以难咽，邪瘀上焦，

治腎虧陽痿早泄肝腎陰陽俱虛畏寒肢冷手足冰涼頸腰椎疼痛

人參　鹿茸　紫河車　龜板

三七　肉桂　大雲　巴戟肉

當歸　紅花　白術炒　雲苓

右為末為丸綠豆子大日三服

每服十丸

治：肾亏、阳痿、早泄、肝肾阴阳俱虚、畏寒肢冷、手足冰凉、颈腰椎疼痛

人参、鹿茸、紫河车、龟板、三七、肉桂、大云、巴戟肉、当归、红花、白术炒、云苓。右为末，为丸绿豆子大，日三服，每服十丸。

如不愈，表症急，麻黄葛根汤可入。假如里症便与攻，调胃承气汤可用。汗下后，将发斑，耳聋、足冷烦闷添，更加咳当先作，消斑青黛饮如飧。消斑青黛柴胡犀，黄连元参知母齐。石膏生地生栀子，人参甘草醋一匙。或表邪，传入里，里实表虚热难止，此症斑生忌发汗，止用本方而已矣。症表实，发斑黄，身如涂珠眼火光，狂叫欲走脉宏大，渴热而极欲死亡。鼻又干，面又赤，牙

厄

齿发黄无润泽，宜与三黄石膏汤。泻去邪热其厄，又过经，或坏症，或经汗下脉宏盛，壮热拘急身沉重，三焦闭热是成病。昼夜发喘鼻时衄，脉来宏数谵语稠。身目俱黄狂叫走，三黄石膏并无忧。三黄石膏黄芩连，黄柏麻黄栀子钱，豆豉石膏火煅用，茶叶生姜入药煎。**又阳毒，发其斑，**狂乱叫呼大渴干，目赤脉数苏桔梗同半夏。

兩感症，日雙傳，一日太陽少陰全，頭疼惡寒邪在表，口干而渴裏相連。至二日，再傳經，陽明太陰摠有形，身熱譫語為表症，不食腹滿裏症形。至三日，更傳深，少陽厥陰兩症臨，耳聾脇痛表已

桔梗同半夏。

两感症，日双传，一日太阳、少阴全，头疼恶寒邪在表，口干而渴里相连。至二日，再传经，阳明太阴总有形，身热谵语为表症，不食腹满里症形。至三日，更传深，少阳厥阴两症临，耳聋胁痛表已

盛，烦满囊缩里又沉。治两感，实难然，十个病人九不痊，但看表里分浅深，发表攻里有后先。病初起，表症多，头疼恶寒奈如何。口烦咽干身又热，冲和灵宝饮除阿。冲和防风与恙活，细辛黄芩白芷着。川芎甘草生地黄，柴胡石膏入干葛。

足乍溫冷名為陽厥原屬厥陰六乙順氣效如神急急服之可保命莫待舌捲囊拳縮危困之時難去病又臟寒屬厥陰消渴氣喘沖其心飢不欲食食吐蛔腹疼大便實難禁理中湯加大黃入蜜少許更為良咽安然人便食其功靈

足乍温冷，名为阳厥，原属厥阴，六乙顺气效如神。急急服之可保命，莫待舌卷囊拳缩。危困之时难去病，又脏寒，属厥阴，消渴气喘冲其心，饥不欲食食吐蛔。腹疼大便实难禁，理中汤加大黄，入蜜少许更为良。咽安然，人便食。其功灵驗効如神。
厥陰症。陰似陽。發渴面赤欲飲凉。煩燥不安
人不識。揭去衣被誤作陽。投凉藥。命即傷。
五積兼用理中湯。不問浮沉並大小。指下
無力審相當。五積理中蒼桂麻。白芷
芎陳只殻加。芎歸厚朴姜茯苓。炙草

验效如神。**厥阴症**，阴似阳，发渴面赤欲饮凉，烦燥不安人不识，揭去衣被误作阳，投凉药，命即伤，五积兼用理中汤。不问浮沉并大小，指下无力审相当。五积理中苍桂麻，白芷芎陈枳壳加。芎归厚朴姜茯苓，炙草

亦回阳救急汤。不与此汤命难痊。回阳救急好人参，附子肉桂要称准，半夏干姜五味子，甘草茯苓白术陈，猪胆一匙无脉用。腹中疼痛吴茱萸。

亦回阳救急湯。不與此湯命難痊。回陽救急好人參。附子肉桂要稱準，半夏干姜五味子。甘草茯苓白术陳。猪胆一匙無脉用。腹中疼痛吴茱萸。

少阴症，阴格阳，阴极发燥面赤光。口中微渴渴不大，欲坐泥水井中央，脉无力，或全无，阴

少陰症。陰格陽。陰極發燥面赤光。口中微渴〻不大。欲坐泥水井中央。脉無力或全無。陰

極似陽怎支吾。回陽返本湯宜用。患雖危困可去除。回陽返本附子薑。麥冬五味性如常。甘草人參廣陳皮。臘茶葱白入藥裡。黃連少許泥水煎。臨服再加蜜五錢。厥陰症。病傳深。怕熱發渴譫語音。便是手

极似阳怎支吾。回阳反本汤宜用，患虽危困可去除。回阳反本附子姜，麦冬五味性如常。甘草人参广陈皮，【】茶葱白入药里。黄连少许泥水煎，临服再加蜜五钱。**厥阴症**，病传深，怕热发渴谵语音，便是手

茵陳將軍湯茵陳枳實大黃梔子仁厚朴
甘草滑石末。黃芩一付水煎吞。
少陰經。邪熱傳。便實口燥並咽干。更有下利清
純者。心下硬疼渴多般。以何方。堪治療。六乙順氣
湯最好。不但此症效如神。結胸之症皆須要。
少陰症。有直中。不與陽經傳病共。初無身熱與頭疼。

茵陈将军汤茵陈，枳实大黄栀子仁，厚朴甘草滑石末，黄芩一付水煎吞。

少阴经，**邪热传**，便实口燥并咽干，更有下利清纯者，心下硬疼渴多般。以何方，堪治疗，六乙顺气汤最好。不但此症效如神，结胸之症皆须要。

少阴症，有直中，不与阳经传病共。初无身热与头疼，

脉至沉迟无力动。止恶寒。四肢厥。颤燥腹疼兼吐泻。不渴引衣脉或无。倦卧沉重此无别。或指甲与唇青。或吐涎末病不醒。回阳救急汤宜用。速与吞之莫相停。又一症。颇相同。只加发热在身中。更兼下利身体疼。脉弱沉细不浮弘。口不渴身倦眠。昏昏沉沉不能痊。

脉至沉迟无力动。止恶寒，四肢厥，颤燥腹疼兼吐泻。不渴引衣脉或无，倦卧沉重此无别。或指甲与唇青，或吐涎末病不醒，回阳救急汤宜用，速与吞之莫相停。又一症，颇相同，只加发热在身中，更兼下利身体疼，脉弱沉细不浮弘，口不渴身倦眠，昏昏沉沉不能痊。

太陰症。手足溫。脉沉有力指下存。腹滿而疼咽乾渴。桂枝大黃湯獨遵。

桂枝大黃用大黃。赤芍甘草與檳榔。只實柴胡姜水煎。一付管許病疾安。

傳經病。此方奇。若還變症不相宜。手足俱溫還自利。口渴不熱宜辨之。脉來遲且無力也屬臟寒

太阴症，手足温，脉沉有力指下存，腹满而疼咽干渴，桂枝大黄汤独遵。桂枝大黄用大黄，赤芍甘草与槟榔，枳实柴胡姜水煎，一付管许病疾安。**传经病**：此方奇，若还变症不相宜。手足俱温还自利，口喝不热宜辨之。脉来迟，且无力，此属脏寒

自消息。加味理中汤可投。斯方玄妙何人识。
加味理中白术先。人参干姜一处连。肉桂
甘草与陈皮。木香少许用一剂。
又一症。再推详。身目又发黄。小便不利大便实。
口中发渴病非常。或头汗。颈际还。脉来沉重
用心看。茵陈将军汤可辍。下后令人病自安。

自消息。加味理中汤可投。斯方玄妙何人识。加味理中白术先，人参干姜一处连。肉桂甘草与陈皮，木香少许用一剂。**又一症，再推详，身目又发黄，**小便不利大便实，口中发渴病非常。或头汗，颈际还，脉来沉重用心看。茵陈将军汤可辍，下后令人病自安。

黄龙汤内川大黄，枳实厚朴甘草甚，人参当归与桔梗，姜来煎服病离床。

少阳症，如何取，耳聋胁痛为当理，寒热往来呕口苦，脉当弦数半表里。不可发，不可攻，亡症治法只从中，柴胡双解散为妙。加减须详以意通。

柴胡双解散柴胡，黄

芩半夏其味苦。人參白芍甘草陳。此方傳與學醫人。本經病。合陽明。目疼鼻乾眠不成。口渴煩干嘔又頻。葛根知母入藥中。心滿悶。邪入胸。只殼桔梗悉能通。若還痞結不能去。小陷胸湯堪可用。小陷胸湯半夏三。錢半黃連不須偏。蔞仁只用二錢整。煎服勝是遇仙丹。

芩半夏其味苦，人参白芍甘草陈，此方传与学医人。**本经病**，合阳明，目疼鼻干眠不成。口渴烦干呕又频，葛根知母入药中。心满闷，邪入胸，枳壳桔梗悉能通。若还痞结不能去，小陷胸汤堪可用。小陷胸汤半夏三，钱半黄连不须偏。蒌仁只用二钱整，煎服胜是遇仙丹。

足真狂妄。揭去衣服奈若何。口煩渴發斑黃。大便堅實下即忙。六乙順氣湯即與。驅除邪熱自安康。六乙順氣五錢黃。朴實二錢三錢甚。甘草黃芩柴胡芍。鐵銹三匙不須多。陽明症。邪熱極。譫語煩渴大便實。遠臍硬疼是

足真狂妄，揭去衣服奈若何，口烦渴，发斑黄，大便坚实下即忙。六乙顺气汤即与，驱除邪热自安康。六乙顺气五钱黄，朴实二钱三钱甚，甘草黄芩柴胡芍，铁锈三匙不须多。**阳明症**，邪热极，谵语烦渴大便实，远脐硬疼是

何因。中有燥糞人不識。順氣湯不宜遲。一啜入腹病如推。此是陽明真下症。若還不下便難醫。陽明症。熱結利。心下硬疼下清水。譫語發渴身還熱。胃中積熱有燥糞。因傷藥。致此危。不可把作漫的醫。無熱順氣湯取效。有熱黃龍湯最奇。

何因？中有燥粪人不识，顺气汤不宜迟，一啜入腹病如推。此是阳明真下症，若还不下便难医。**阳明症，热结利**，心下硬疼下清水，谵语发渴身还热。胃中积热有燥粪，因伤药，致此危，不可把作慢的医。无热顺气汤取效。有热黄龙汤最奇。

令瘈瘲亦堪求。如聖飲子芩半夏。
白芷防風羌活加。川芎柴胡當歸身。白芍
烏藥甘草渣。有汗白朮桂枝用。無汗麻黃蒼朮同。
陽明症。脉微洪。目痛鼻干頭微疼。肌熱不眠
是經病。柴胡解肌湯可從。此一藥。無汗
宜。若還有汗別方施。身熱而渴又相併如神白虎湯最奇。

令瘈疭亦堪求，如圣饮子芩半夏，白芷防风羌活加，川芎柴胡当归身，白芍乌药甘草渣。有汗白术桂枝用，无汗麻黄苍术同。**阳明症**，**脉微洪**，目痛鼻干头微疼。肌热不眠是经病，柴胡解肌汤可从。此一药，无汗宜。若还有汗别方施。身热而渴又相并，如神白虎汤最奇。

柴胡解肌甘草柴。葛根羌活黄芩来。
石膏白芷白芍药。桔梗姜枣早安排。
如神白虎汤石膏。知母甘草糯米炒。
人参麦冬五味子。栀子花粉一处捣。姜
三枣二用水煎。十片竹叶做功劳。
陽明症。傳入腑。潮热自汗譫语多。揚手擲

柴胡解肌甘草柴，葛根恙活黄芩来。石膏白芷白芍药，桔梗姜枣早安排。如神白虎汤石膏，知母甘草糯米炒。人参麦冬五味子，栀子花粉一处捣，姜三枣二用水煎，十片竹叶做功劳。**阳明症，传入腑**，潮热自汗谵语多，扬手掷

黑。小腹鼓疼身目黄。脉来沉。还有力。蓄热膀
胱已为极。桃仁承气对子汤。下尽黑物劳自息。
桃仁承气桃仁当。芒硝枳实并大黄。桔梗青
皮白芍药。甘草柴胡苏木尝。
太阳症。号如狂。此病庸医下即忙。初得之时无
热症。狂言烦燥不安康。失精彩。不成人。热结

黑，小腹鼓疼身目黄。脉来沉，还有力，蓄热膀胱已为极。桃仁承气对子汤，下尽黑物劳自息。桃仁承气桃仁当，芒硝枳实并大黄，桔梗青皮白芍药，甘草柴胡苏木尝。**太阳症**，号如狂，此病庸医下即忙。初得之时无热症，狂言烦燥不安康。失精彩，不成人，热结

膀胱是病情。桂苓飲子須當盡。微汗來時病自輕。桂苓飲子澤豬苓。滑石桂枝甘草中。黃柏知母並白朮。梔子蘇葉水煎成。太陽痓。有柔剛。頭搖口禁身反張。手足拘攣頭面赤。頸中強急苦難當。但審汗。別其由。無汗是剛。有汗柔。如聖散中增減加。假

膀胱是病情。桂苓饮子须当尽，微汗来时病自轻。桂苓饮子泽猪苓，滑石桂枝甘草中。黄柏知母并白术，栀子苏叶水煎成。**太阳症，有柔刚，**头摇口禁身反张。手足拘挛头面赤，颈中强急苦难当。但审汗，别其由，无汗是刚有汗柔，如圣散中增减加。

再造飲用參附，白芍細辛羌桂枝，黄
芪防風煨生姜，川芎甘草煎成湯。
太陽經，傳入腑，下焦虛熱小腹鼓，小便赤澀脉
沉數，導赤飲子效如睹，此湯內，加茵陳，
能救中濕効如神，身目俱黄如金色，
服之當令患去身。

再造饮用参附，白芍细辛恙桂枝。黄芪防风煨生姜，川芎甘草煎成汤。
太阳经，传入腑，下焦虚热小腹鼓。小便赤涩脉沉数，导赤饮子效如睹。
此汤内，加茵陈，能救中湿效如神。身目俱黄如金色，服之当令患去身。

導赤茯苓豬苓澤瀉白朮滑石三錢開梔子桂枝生甘草。姜片燈心送下懷。

太陽症。水結胸。頭汗心下有驚沖。身無大熱此其候。也須導赤飲收功。加木通。與燈心。頓令心下快活了。若是小便還不利。此症陽脫死臨期。

太陽症。人如狂。譫語燥渴蓄血殃。小便自利大便

导赤茯苓猪苓泽，白术滑石三钱开。栀子桂枝生甘草，姜片灯心送下怀。

太阳症，水结胸，头汗心下有惊冲，身无大热此其候，也须导赤饮收功。加木通，与灯心，顿令心下快活了。若是小便还不利，此症阳脱死临期。

太阳症，人如狂，谵语燥渴蓄血殃。小便自利大便

水煎一盏多。若有喘症加杏柴。胸中饱闷桔梗壳。正冬時用此訣。春夏秋間殊執轍。羌活沖和湯有功。遂時加減不宜缺。羌活沖和生地黄。蒼朮防風引葱薑。川芎細辛香白芷。黄芩甘草入藥嘗。獨晚發。三月餘。此湯不應更何如。別有一方

水煎一盅多，若有喘症加杏柴，胸中饱闷桔梗壳。正冬时用此诀，春夏秋间殊执辙，恙活冲和汤有功，遂时加减不宜缺。恙活冲和生地黄，苍术防风引葱姜。川芎细辛香白芷，黄芩甘草入药尝。独晚发，三月余，此汤不应更何如。别有一方

尤妙者。六神通解可去除。六神通解芎麻黄。羌活豆豉與葱姜。甘草石膏滑石末。蒼芩細辛入藥湯。太陽經。已汗之。之發不出復何為。此症無陽難作汗。須憑再造飲來醫。人不識。用麻黄。或加火刼更乖張。陽虚須用扶陽藥。若再發之命必傷。

尤妙者，六神通解可去除。六神通解芎麻黄，羌活豆鼓与葱姜，甘草石膏滑石末，苍芩细辛入药汤。**太阳经，已汗之，**之发不出复何为，此症无阳难作汗，须凭再造饮来医。人不识，用麻黄，或加火劫更乖张。阴虚须用扶阳药，若再发之命必伤。

太陽經有四端醫生休作等閑看。頭疼發熱
並脊強二症原來頗一般。症一般如何別。
有汗無汗抉中擇。惡風惡寒自不同。認
病分明須見脈。
傷寒脈浮而緊。無汗惡寒實難忍。升麻發
表湯可加。一付令人心不損。

太阳经，有四端，医生休作等闲看。头疼发热并脊强，二症原来颇一般。症一般，如何别，有汗无汗抉中择。恶风恶寒自不同，认病分明须见脉。**伤寒脉，浮而紧**，无汗恶寒实难忍。升麻发表汤可加，一付令人心不损。

升麻發表用升麻。麻黄杏仁桂枝加甘草
川芎白芷等。羌活防風水煎中。姜葱豆豉
作爲引。一付汗出無多用。
傷風脉浮而緩。有汗惡風真可辨。陳邪實
表湯可投。一付令人除此患。陳邪實表桂
枝芍。羌活川芎一齊着。防風甘草並白术。姜枣

升麻发表用升麻，麻黄杏仁桂枝加，甘草川芎白芷等，羌活防风水煎中。姜葱豆豉作为引，一付汗出无多用。**伤风脉，浮而缓，**有汗恶风真可辨。陈邪实表汤可投，一付令人除此患。陈邪实表桂枝芍，羌活川芎一齐着。防风甘草并白术，姜枣引。

集症摘要

婦女部 經候

尊生云男女稟天地之氣而生男則氣血俱足女則氣有餘血不足也至於外感內傷之症皆同女則有調經胎前產後崩漏濁帶之異調經宜理氣補心脾胎前宜清熱補胃產後宜大補氣血兼行氣內經云女子二七而天癸至衝任滿甚月事以

集症摘要

妇女部 经候

尊生云：男女禀天地之气而生，男则气血俱足，女则气有余血不足也。至于外感内伤之症皆同。女则有调经、胎前、产后、崩漏，浊带之异，调经宜理气补心脾，胎前宜清热补胃，产后宜大补气血兼行气。《内经》云：女子二七而天癸至，冲任满甚，月事以時下乃有子此為常候無病不可妄投調經之藥或行經不及期或一月再行或數月一行或期過而經後行或經閉不行此失常候宜調也大抵熱則清而冷則溫虛則補而滯則行滑則固而下陷則升提之清用芩連梔柏溫用姜附桂丁補用參朮歸芎行滯川芎青皮元胡固滑牡蠣側柏赤石脂櫚棕灰升提柴胡白芷荊芥升麻斑症投之取

时下乃有子，此为常候，无病不可妄投调经之药，或行经不及期，或一月再行，或数月一行，或期遇而经后行，或经闭不行，此失常候，宜调也。大抵热则清而冷则温，虚则补而滞则行，滑则固，而下陷则升提之。清用芩连栀柏，温用姜附桂丁，补用参术归芎，行滞川芎青皮元胡，固滑牡蛎侧柏赤石脂榈棕灰，升提柴胡白芷荆芥升麻，斑症投之取

效經之不調者三一曰脾胃虛弱二曰衝任損傷
三曰脂痰凝塞不可不斑○脾胃虛弱此水谷之
海血氣之母灌溉臟腑流行經隧也憂愁思慮則
傷心心氣受傷脾氣失養鬱經不通腐化不行
胃雖能受其如灌溉流行皆失其常何故脾
胃衰弱飲食減少氣日耗而血日少則有血枯
髓閉及血少色淡過期始行轉為數月一行
之症 衝任損傷經曰氣以吹之血以濡之氣行

效。**经之不调者**三，一曰脾胃虚弱，二曰冲任损伤，三曰脂痰凝塞，不可不斑。脾胃虚弱，此水谷之海，血气之母，灌溉脏腑，流行经隧也。忧愁思虑则伤心，心气受伤，脾气失养，郁经不通。腐化不行，胃虽能受，其如灌溉流行皆失其常，何故？脾胃衰弱，饮食减少，气日耗而血日少，则有血枯髓闭，及血少色淡过期始行转为数月一行之症。冲任损伤，《经》曰：气以吹之，血以濡之，气行則血行氣止則血止女子性執忿怒妒忌以傷肝氣肝為血海衝任之係衝任失守氣血妄行也或女子血來行而強令以動其血他日則有難明之疾女子及天癸之期強與之合或於月事適來未斷之時而男子縱慾不已衝任內傷血海不固斯二者為崩為漏有一月再行有不及期而行者可不慎歟脂痰凝塞婦女內而腸胃開通無所阻塞外而經隧流通無所凝滯則氣血和暢經水應期惟肥

则血行，气止则血止。女子性执，愤怒妒忌以伤肝气。肝为血海，冲任之系。冲任失守，气血妄行也。或女子血来行，而强令以动其血，他日则有难明之疾。女子及天癸之期，强与之合，或于月事适来未断之时，而男子纵欲不已，冲任内伤，血海不固，斯二者为崩为漏。有一月再行，有不及期而行者，可不慎与。脂痰凝塞妇女内，而肠胃开通无所阻塞外而经隧流通无所凝滞，则气血和畅，经水应期。惟肥

壮者膏脂充滿元室之户不開挾痰者痰涎壅滯血海之波不流故遇期或數月而經一行及為濁為帶為無子之症

不及期而經行

如素性温良無他疾者此屬血熱

涼血四物湯

歸身　赤芍　川芎　生地　知母　麦冬　地骨皮各一錢　甘草五分

如素性燥怒妒忌此氣血俱鬱

壮者膏脂充满，元室之户不开，挟痰者痰涎壅滞，血海之波不流，故遇期或数月而经一行及，为浊、为带、为无子之症。**不及期而经行** 如素性温良无他痰者，此属血热。**凉血四物汤：**归身、赤芍、川芎、生地、知母、麦冬、地骨皮各一钱，甘草五分。如素性燥怒、妒忌，此气血俱郁，

柴芩四物湯 歸身 芎 白芍 條芩 黃連 香附各一錢 生地七分 柴胡一錢 甘草五分

如素形瘦素無他疾血熱也

芩連四物湯 歸身 芎 赤芍 生地 黃芩 黃連各一錢 甘草五分

煎服 間服三補丸

三補丸 黃芩 黃連 黃柏等分 藥蜜丸

若素弱者加白芍 白朮 阿膠 減黃連三補丸

慎用

如形瘦多痰且熱則衝任內損也

柴芩四物汤：归身、川芎、白芍、条芩、黄连、香附各一钱，生地七分，柴胡一钱，甘草五分。如素形瘦素无他疾，血热也，

芩连四物汤：归身、川芎、赤芍、生地、黄芩、黄连各一钱，甘草五分。煎服，间服三补丸。**三补丸**：黄芩、黄连、黄柏等分，药蜜丸。若素弱者加白芍、白朮、阿胶，减黄连，三补丸慎用。如形瘦多痰且热，则冲任内损也，

補損四物湯　歸身　白芍　川芎　熟地　知母　麥冬　人參　炙草各七分　姜棗引服　更宜兼服七味地黃丸

七味地黃丸　熟地八兩　山藥　山萸各四兩　歸身　茯苓　澤瀉　丹皮各三兩　此丸專治女子衝任損傷　腎虛血少　經枯經閉　若誤服煖宮藥以致痰熱　以為衝任伏火

四物甘草湯　歸身　赤芍各一錢　川芎七分　生地　知母　黃柏　木通各一錢　甘草三分　如形肥多痰多鬱　此屬血虛氣熱

补损四物汤：归身、白芍、川芎、熟地、知母、麦冬、人参、炙草各七分，姜枣引服。更宜兼服七味地黄丸。**七味地黄丸：**熟地八两，山药、山萸各四两，归身、茯苓、泽泻、丹皮各三两。此丸专治女子冲任损伤，肾虚血少，经枯、经闭。若误服暖宫药，以致痰热，此为冲任伏火。

四物甘草汤：归身、赤芍各一钱，川芎七分，生地、知母、黄柏、木通各一钱，甘草三分。如形肥多痰、多郁，此属血虚气热，

清气四物汤：当归、川芎、白芍各一钱，生地七分，陈皮一钱，半夏七分姜炒，茯苓、黄芩、黄连、香附各一钱，姜引。如劳役火动者，用**补中益气汤：**炙芪、归身、人参、白术、陈皮、柴胡、升麻、炙草，姜枣引。

过期而经行 如素性温良无他疾者，乃血虚少也。**八珍汤：**人参、白术、茯苓、归身、川芎、熟地、白芍、炙草等分，或酌加红花、肉桂。

开郁八珍汤：如性燥怒、妒忌，此属血少气逆，用八珍汤加青皮、香附，再服**苍廿沙丸**：苍术制、香附制、条芩酒制，等分蒸饼为丸。如形瘦素无他疾，则血气两虚，脾胃不足，即八珍汤加黄芪、肉桂，姜枣引。（十全大补汤）如形瘦食少，此脾胃虚弱，气血少也，宜补脾胃、进饮食、养气血。

养血异功散：人参、白术、茯苓、

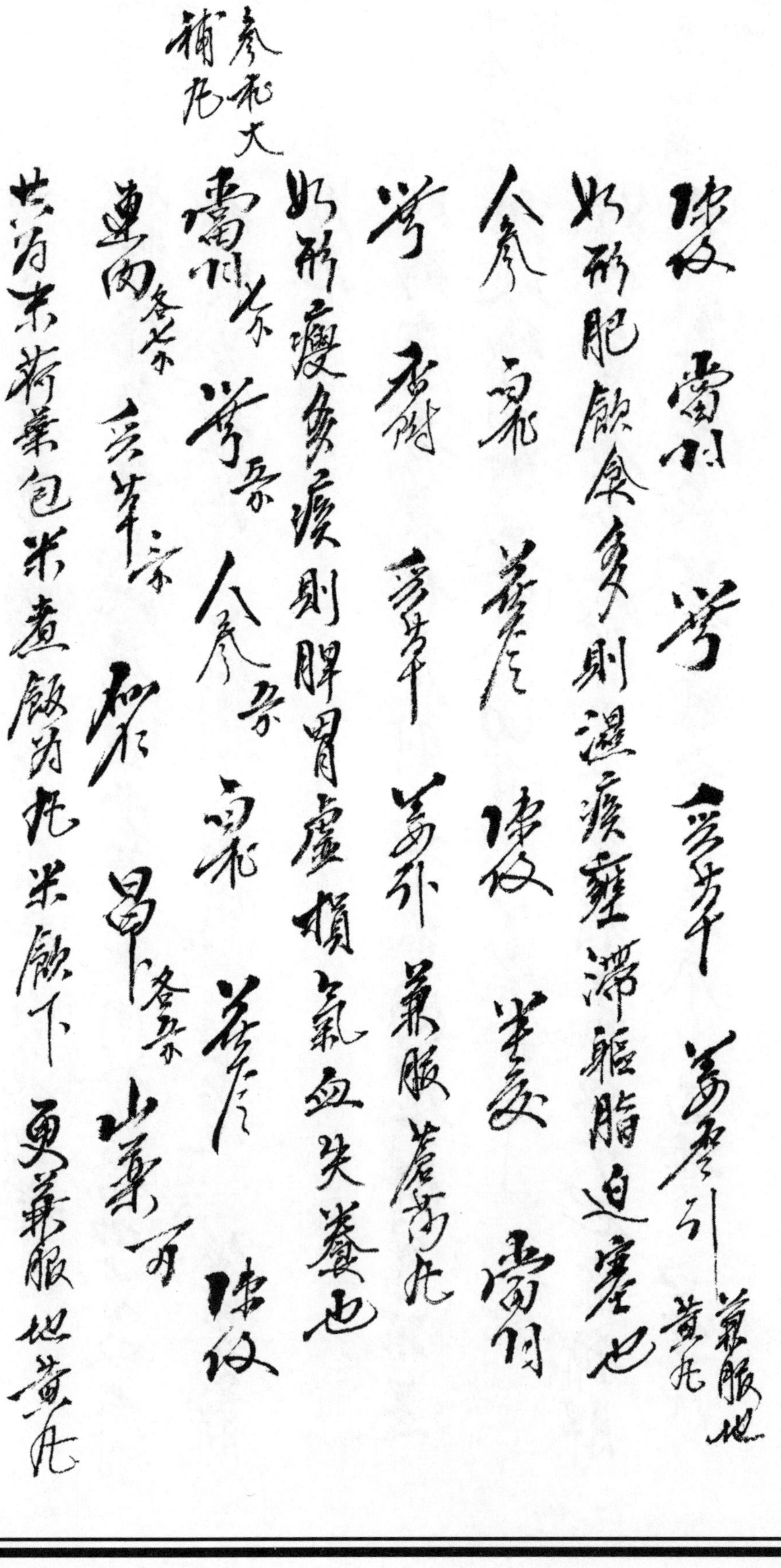

陈皮、当归、川芎、炙草，姜枣引。兼服地黄丸。如形肥、饮食多，则湿痰壅滞、躯脂迫塞也。人参、白术、茯苓、陈皮、半夏、当归、川芎、香附、炙草，姜引。兼服苍砂丸。如形瘦多痰，则脾胃虚损、气血失养也。

参术大补丸： 当归七钱，川芎五钱，人参五钱，白术、茯苓、陈皮、莲肉各七钱，炙草三钱，砂仁、昌蒲各五钱，山药一两，共为末，荷叶包米煮饭为丸，米饮下，更兼服地黄丸。

一月而經再行
柴胡四物湯
如性急多氣，此傷肝衝任之脈。歸身 川芎 赤芍 生地 柴胡 人參 黃芩 生草 黃連等分，食遠服，更宜常服補陰丸，以瀉衝任之火。知母 黃柏等分為末，蜜丸。如愚魯傷衝任之脈，宜四物湯加人參 知母 麥冬，煎湯下地黃丸。如誤服辛熱之藥，四物湯加知母 黃柏，煎下三補丸。

一月而经再行 如性急多气，此伤肝冲任之脉。**柴胡四物汤：**归身、川芎、赤芍、生地、柴胡、人参、黄芩、生草、黄连等分，食远服，更宜常服补阴丸，以泻冲任之火。知母、黄柏等分为末，密丸。如愚鲁伤冲任之脉，宜四物汤加人参、知母、麦冬，煎汤下地黄丸。如误服辛热之药，四物汤加知母、黄柏，煎下三补丸。

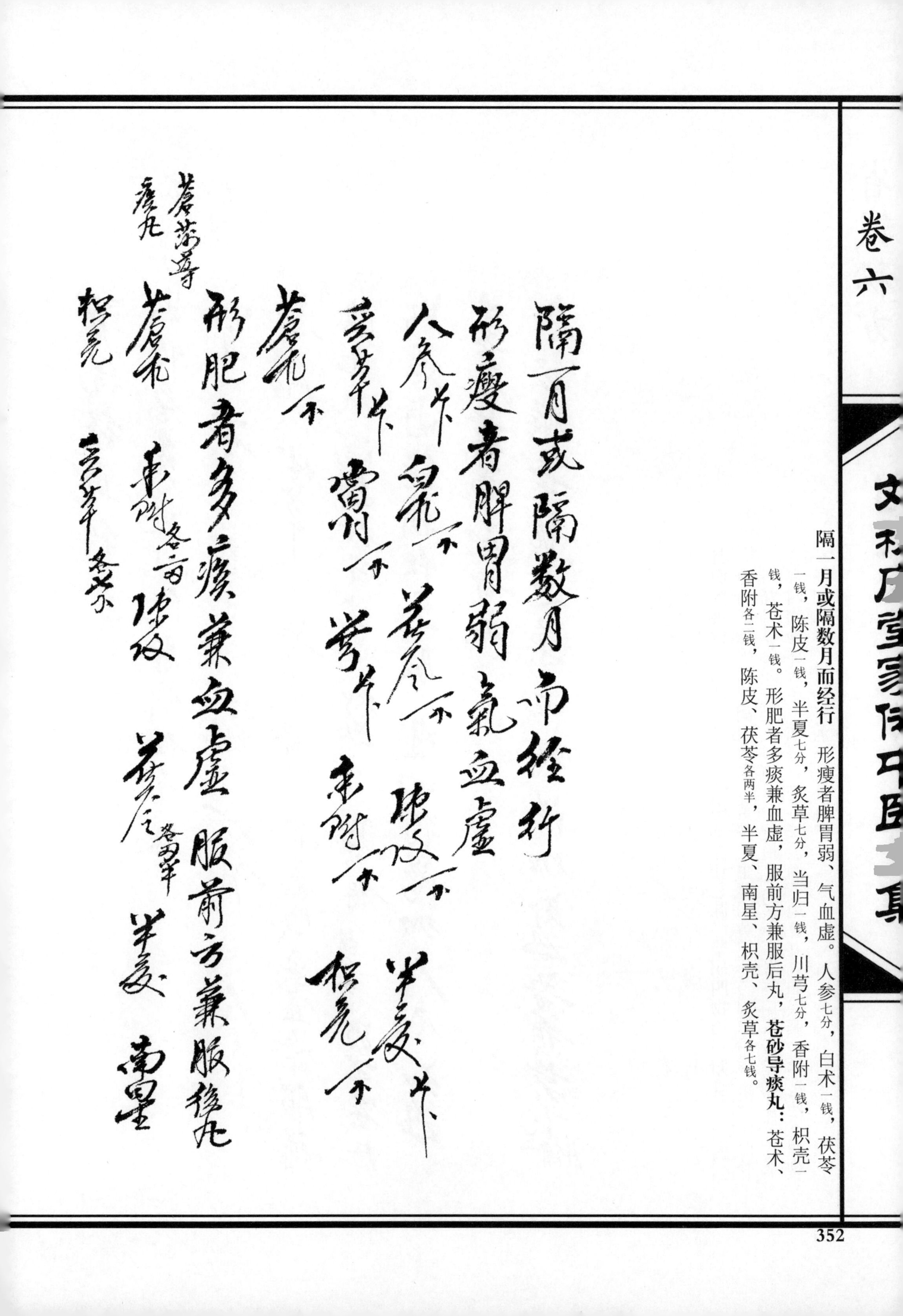

隔一月或隔数月而经行　形瘦者脾胃弱、气血虚。人参七分，白术一钱，茯苓一钱，陈皮一钱，半夏七分，炙草七分，当归一钱，川芎七分，香附一钱，枳壳一钱，苍术一钱。形肥者多痰兼血虚，服前方兼服后丸，**苍砂导痰丸**：苍术、香附各二钱，陈皮、茯苓各两半，半夏、南星、枳壳、炙草各七钱。

經脈或前或後悉從虛治
人參 白朮 歸身 川芎 白芍 陳皮
丹參 香附 丹皮各一錢 炙草五分 姜棗引 更宜
常服烏雞丸
經血形色血以紅為正雖不對期而色正者易治
紫屬風黑屬熱甚淡白屬虛如烟塵水如屋漏
如豆汁或帶混黃濁屬濕痰成塊作片白不

经脉或前或后，悉从虚治。人参、白术、归身、川芎、白芍、陈皮、丹参、香附、丹皮各一钱，炙草五分，姜枣引，更宜常服乌鸡丸。经血形、色，血以红为正，虽不对期而色正者易治，紫属风，黑属热甚，淡白属虚，如烟尘水、如屋漏、如豆汁，或带混黄浊，属湿痰。成块作片白不变者，气滞也。或风冷乘之也。其块紫黑者，热也。大概紫者，四物加防风、白芷、荆芥。黑者，四物加芩、连、香附。淡白者，芎、归加参、芪、芎、附。有痰，二陈加芎、归。如烟尘者，二陈加秦艽、防风、苍术，如豆汁者，四物加芩、连。成块者，四物加香附、元胡、枳壳、陈皮。**经候腹痛，**凡经水将行，腰胀腹痛者，此气滞血实也，**桃仁四物汤：**桃仁十五个，去皮尖，归尾、川芎、赤芍、丹皮、香附、元胡各一钱，生地、红花各五分。先煎，药将熟，投入桃仁泥，一滚服之。

变者氣滞也或風冷乘之也其塊紫黑者熱也
大槩紫者四物加防風白芷荊芥黑者四物加芩連
香附淡白者芎歸加參芪芎附有痰二陳加芎歸
如烟塵者二陳加秦艽防風蒼朮如豆汁者四物
加芩連成塊者四物加香附元胡枳殼陳皮
經候腹痛凡經水將行腰脹腹痛者此氣滞血實也
桃仁四物湯 桃仁十五个去皮尖 歸尾 川芎 赤芍 丹皮 香附
元胡各一錢 生地 紅花各五分 先煎將熟投入桃仁泥一滾服之

【】**津煎：**瘦人有火，加芩、连各一钱，肥人是有痰，加枳壳、苍术各一钱，血虚经滞不能流畅而痛：当归五钱或一两，泽泻钱半，牛膝二钱，肉桂一、二、三钱，熟地二、三、五、七钱，或不用。乌药一钱（气虚不用）。呕加焦姜，阴冷而滞加炮附，气滞加香附，木香。血滞加红花，小腹痛加吴萸，大便结，加苁蓉。

经水过多腹痛者，虚中有滞也。**加减八物汤：**人参、白朮、茯苓、归身、川芎、白芍、生地、香附各一钱，炙草、木香各五分，青皮七分，姜枣引。

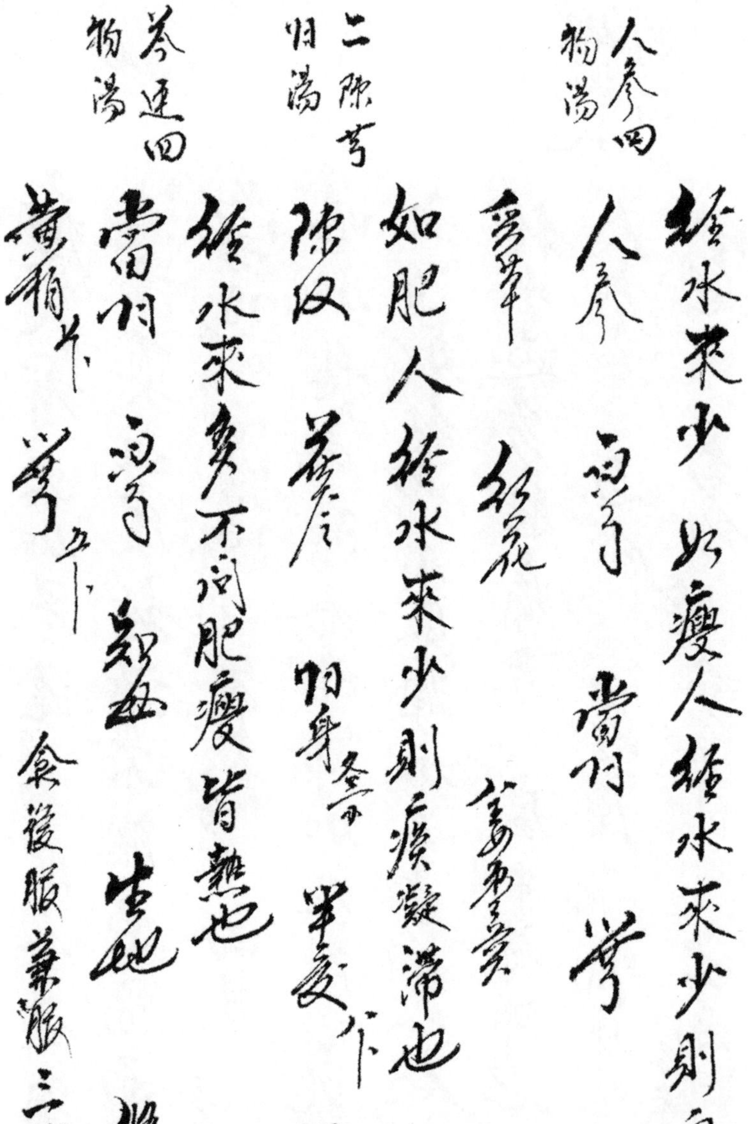

经水来少。如瘦人经水来少，则血虚也，**人参四物汤**：人参、白芍、当归、川芎、生地、香附、炙草、红花、姜枣煎。如肥人经水来少，则痰凝滞也，**二陈芎归汤**：陈皮、茯苓、归身各一钱，半夏八分，滑石二钱，甘草五分，姜枣引。**经水来多**，不问肥瘦，皆热也，**芩连四物汤**：当归、白芍、知母、生地、条芩、黄连各一钱，黄柏七分，川芎五分，食后服，兼服三补丸。

八物湯 經色淡虛也 人參 白朮 茯苓 當歸 川芎 白芍 熟地 黃芪 香附 炙草 姜棗引

涼血湯 經色紫熱也 歸身 川芎 赤芍 生地 香附 川芎 黃連 甘草 丹皮

經閉不行 一因虛 二因鬱 三因痰

脾胃傷損 飲食減進 少血而經不行 法當補脾養氣血 氣血充 經自行矣 不可妄用通經之藥致血枯

氣損成癆

经色淡，虚也。**八物汤**：人参、白术、茯苓、当归、川芎、白芍、熟地、黄芪、香附、炙草，姜枣引。

经色紫，热也。**凉血汤**：归身、川芎、赤芍、生地、香附、川芎、黄连、甘草、丹皮。

经闭不行，一因虚、二因郁、三因痰。脾胃伤损，饮食减进，少血而经不行，法当补脾养气血，气血充，经自行矣，不可妄用通经之药致血枯，**气损成痨**：

人参、白术、黄芪、归身、川芎、白芍、陈皮各一钱，炙草、神曲、麦芽各五分，柴胡七分，姜枣煎。更服前参术大补丸，以经行为度。

忧思怨恨，气郁血滞而经不行，法当开郁行滞而经自通。苟用补药，血益凝聚，则成癥瘕胀满之症。**加味二陈汤：**陈皮、茯苓、苍术、香附、川芎、青皮各一钱，半夏、莪术、槟榔各七分，甘草、木香各五分，姜引。更服四治香附丸。**四治香附丸：**香附一斤分四份，用便、姜、酒、醋各浸二日取出，晒干为末。

附丸　乌药八两　二味为末蜜丸
痰凝塞滞血路致不行用苍莎导痰丸重服加味二陈汤去莪术
寡女旷妄孀妇幼尼积郁甚久多有经闭用四治香附丸　参术大补丸攻兼补行庶可瘳也此七情不遂症最难治
柴胡八物汤　经闭作热骨蒸脉虚者
人参　白术　当归　白芍　生地　麦冬

乌药八两，二味为末蜜丸。**痰凝塞滞血路，致不行，**用苍莎导痰丸，重服加味二陈汤去莪术。**寡女旷妄、妇、幼尼积郁甚久**多有经闭，用四治香附丸、参术大补丸攻兼 补行庶可疗也。此七情不遂最难治。**经闭作骨蒸脉虚者，柴胡八物汤：**人参、白术、当归、白芍、生地、麦冬、知母、柴胡各一钱，炙草五分，有汗加地骨皮，无汗加丹皮，淡竹叶引。凡妇人血虚有热者，皆可服此。如热太甚服此不平，加炒干姜一钱，神效。

经闭发热，咽燥唇干：脉实者，形壮脉实，有力可服**四物凉膈散：**归身、川芎、白芍、生地、黄芩、黄连、黑栀、连翘、桔梗、甘草、薄荷，淡竹叶引。

石瘕：因经行时寒气入自阴户，客于胞门，遂致经血凝聚，月候不行，其腹渐大。壮者半年自消。

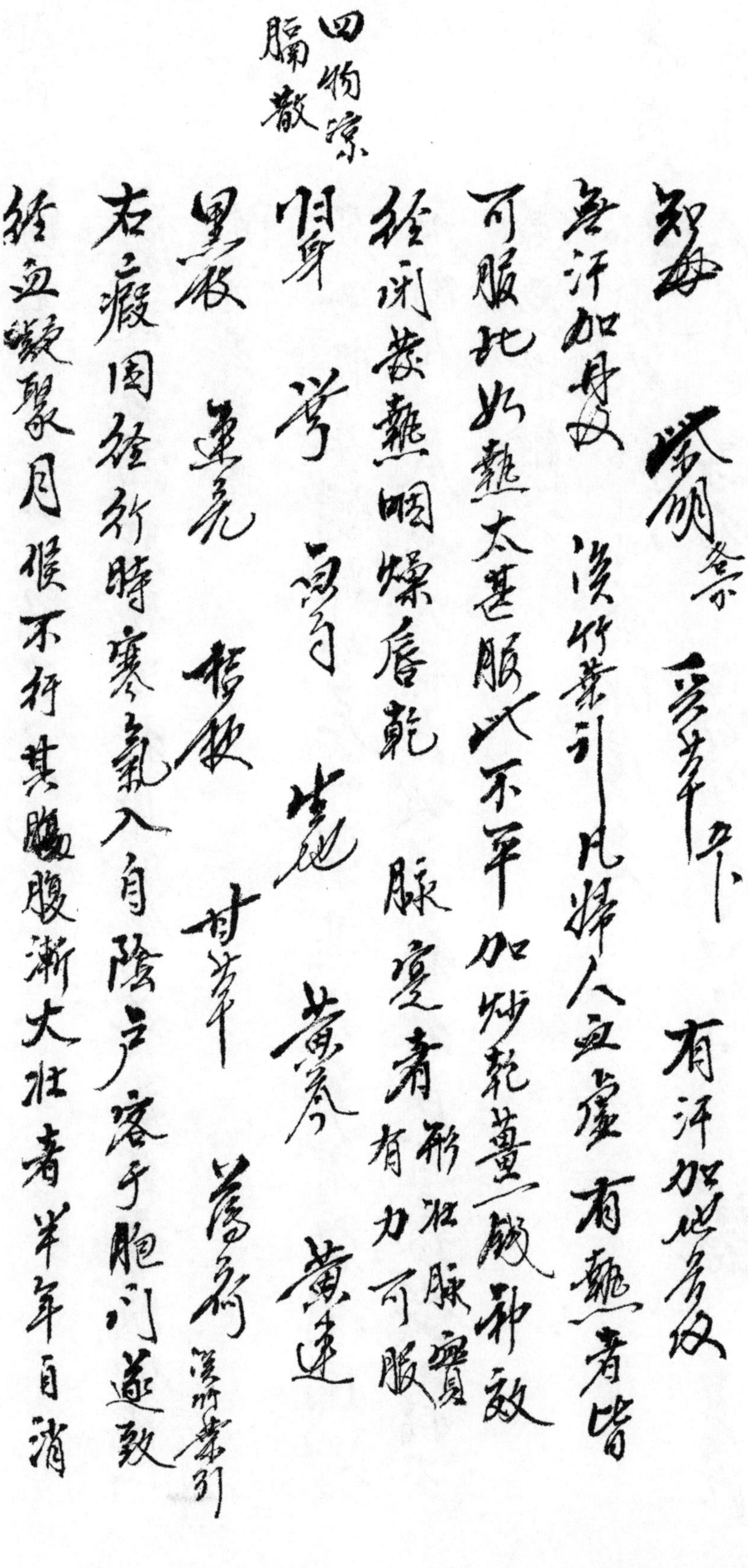

温经汤 若虚怯者必成肿病 归身 芎 赤芍 肉桂
莪术 人参 牛膝 故纸 小茴各二钱 甘草五分 姜枣引
兼服四治香附丸

肠蕈因行经时寒气入自阴户客于大肠以致经
血凝塞月信虽行而血却少渐如有孕之状壮甚者
半年可消虚弱者必成胀满 官桂 白芍
桂枝桃仁汤 生地 枳壳 槟榔各二钱 桃仁五粒 甘草五分 姜枣引
并服香附丸 斑石瘕肠蕈二症与孕不同

若虚怯者必成肿病，温经汤：归身、川芎、赤芍、肉桂、莪术、人参、牛膝、故纸、小茴各二钱，甘草五分，姜、枣引。兼服四治香附丸。

肠蕈：因行经时寒气入自阴户，客于大肠，以致经血凝塞，月信虽行，而血却少，渐如有孕之状。壮甚者，半年可消，虚弱者，必成胀满，**桂枝桃仁汤：**生地、枳壳、槟榔各二钱，桃仁五粒、甘草五分、姜枣引，并服香附丸。斑、石瘕肠蕈二症，与孕不同，

孕脉滑動不間斷此症脉間斷審此明矣

鷄骨散 此方治經閉乾血等症神方 治驗效

雄鷄一隻煮熟去肉取骨一副即嘴爪但要不遺再用童便姜汁高醋各一鍾將骨入砂鍋或新瓦上微火焙炒陸續將三汁洒在骨上仍留汁一少半將骨打碎又用香附米一两同骨再焙仍將三汁陸續洒在骨上焙之俟骨酥脆去香附不用將骨研成細末分作三服黄酒調

孕妇滑动不间断，此症脉间断，审此明矣。**鸡骨散**：此方治经闭、干血等症，神方。（治验效）雄鸡一只，煮熟去肉，取骨一副，即嘴、爪。但要不遗，再用童便、姜汁、高醋各一钟，将骨入砂锅，或新瓦上，微火焙炒，陆续将三汁洒在骨上，仍留汁一少半，将骨打碎，又用香附米一两，同骨再焙，仍将三汁陆续洒在骨上，焙之，俟骨酥脆，去香附不用，将骨研成细末，分作三服，黄酒调。

下一服汗出三服經行神效之極
此方治婦人氣滯血積經脈不行腹痛拒按者
乃產後瘀血實痛

通瘀煎

归尾　山查　香附　紅花
烏藥　青皮　木香　澤瀉　黃酒煎服

崩漏此症皆由衛氣之虛不能收斂其血加以積
在裏迫血妄行故為經暴下而成崩中崩久不
止遂成漏下脈訣云崩中日久為白帶為漏下法
當初止血次清熱後補虛

下一服，汗出，三服经行，神效之极。此方治妇人气滞血积、经脉不行，腹痛拒按者，乃产后瘀血实痛。**通瘀煎：**归尾、山查、香附、红花、乌药、青皮、木香、泽泻、黄酒煎服。

崩漏：此症皆由卫气之虚，不能收敛，其血加以积在里，迫血妄行，故为经血暴下，而成崩中。崩久不止，遂成漏下。《脉决》云：崩中日久为白带、为漏下。法当：初止血、清热、后补虚。

荆芥四物汤：当归、川芎、赤芍、生地、白芍、芥穗各一钱。

论崩中漏下：家传此方，百发百效，服下即止。**首乌甘草汤：**生何首乌一两，生甘草五钱，水煎。血止即服清热药一、二剂，**凉血地黄汤：**生地、当归、柴胡各一钱，黄连、黄柏、知母、蒿本、川芎、升麻、荆芥、京子各五分，羌活、防风、黄芩、细辛各七分，、甘草、红花各三分。清后以加味补中益气汤，本方加茯苓、白芍、熟地、知柏。

荊芥四物湯 當歸 芎 赤芍 生地 白芍 芥穗各錢

論崩中漏下家傳此方百發百效服下即止

首烏甘草湯 生荷首烏一兩 生甘草五分 水煎

血止即服清熱藥一二劑

涼血地黃湯 生地 當歸 柴胡各錢 黃連 黃柏 知母

藁本 川芎 升麻 荊芥 京子各五分 羌活

防風 黃芩 細辛各七分 甘草 紅花各三分

清後以加味補中益氣湯本方加茯苓白芍熟地知柏

崩中下血不止者用黄芩研末每服三钱用烧红秤锤焠酒调服

此方治赤白带下 白马毛二钱和椒米和烧 龟板四钱醋炙 鳖甲五钱醋炙 牡蛎一两五钱火炙 共为末日三服酒下一钱神效

如崩久成漏连年不休此中气下陷下元不固也宜补中益气汤兼服鹿霜丸补之 鹿角霜 柏仁 归身 茯神 龙骨醋煅 阿胶炒各一两 川芎四钱 香附醋二两 甘草五钱 续断一两五钱 山药炒八两 以山药末打糊为丸空

崩中下血不止者，用黄芩研末，每服三钱，用烧红秤锤粹酒调服。此方**治**：**赤白带下**：白马毛二钱和椒米和烧，龟板四钱醋炙，鳖甲五钱醋炙，牡蛎一两五钱火炙，共为末，日三服，酒下一钱，神效。

如**崩久成漏**，**连年不休**，此中气下陷，下元不固也，宜补中益气汤兼服**鹿霜丸**补之：鹿角霜、柏仁、归身、茯神、龙骨醋煅，阿胶各一两，炒，川芎四钱，香附二两，醋，甘草五钱，续断一两五钱，山药八两，炒，以山药末打糊为丸，空心温酒下。漏下白者谓之白崩，属气虚寒也，上方补中益气汤服效。

经血妄行，或唾、或吐，或口内喉间血腥，用上四物凉膈散加生韭自然汁服之。　**血崩而心痛甚**，名杀血心痛，由心脾血虚也。不产出血过多而心痛者亦然。乌贼鱼骨炒，为末，醋汤调下，后服十全大补汤，倍参、术，多服以养心血。

带下赤者属热兼虚、兼火。治之，白者属湿兼痰。治

心溫酒下漏下白者謂之白崩屬氣虛寒也宜上方
補中益氣湯服效
經血妄行　或唾或吐或口內喉間血腥用上四物
涼膈散加生韭自然汁服之　血崩而心痛甚名殺
血心痛由心脾血虛也不産去血過多而心痛者
亦然　烏賊魚骨炒為末醋湯調下後服十全大補
湯倍參朮多服以養心血
帶下赤者屬熱兼虛兼火治之白者屬濕兼痰治

之經年不止以補胃為主兼升提之白者屬虛
濕兼治之大概瘦人肥痰要知此意赤帶用
四物湯加芩連升麻丹皮兼服三補丸 白帶用
加味六君子湯 人參 陳皮 半夏 蒼朮
白朮 茯苓各一錢 炙草 升麻 柴胡各五分 姜引
兼服蒼莎丸 帶久不止專以補虛為主宜服
十全大補湯去地黃加 陳皮 半夏 炮姜 更
服參朮大補丸補脾胃之虛再服補宮丸以

之经年不止，以补胃为主，兼升提之。白者属虚，四物汤加芩、连、升麻、丹皮，兼服三补丸。白带用**加味六君子汤**：人参、陈皮、半夏、苍术、白术、茯苓各一钱，炙草、升麻、柴胡各五分，姜引。兼服苍砂丸。**带久不止**，专以补虚为主，宜服十全大补汤去地黄，加陈皮、半夏、炮姜，更服参术大补丸，补脾胃之虚，再服补宫丸，以

補宮丸　固下元之虛脱　鹿角霜　茯苓　白术

白芍　白芷　丹皮　山藥　赤石脂　龍骨

各等分乾薑減半共爲末醋糊爲丸空心服

白帶白濁白淫有斑　白帶不因小便流出清冷稠

粘如帶此下元虛損用前帶久不止法治之　白濁

隨小便而來渾濁如泔此胃中濁氣滲入膀胱也用加法二

加法二　陳湯　陳皮　半夏　茯苓　白术　蒼术各一錢

陳湯　益智仁研末一錢　升麻　柴胡　甘草五分　姜引　白淫者

补宫丸： 固下元之虚。　鹿角霜、茯苓、白术、白芍、白芷、丹皮、山药、赤石脂、龙骨各等分，干姜减半，共为末，醋糊为丸，空心服。

白带、白浊、白淫有斑： 白带不因小便流出，清冷稠粘如带，此下元虚损，用前 带久不止法 治之。　白浊随小便而来，浑浊如泔，此胃中浊气渗入膀胱也，用**加味二陈汤：** 陈皮、半夏、茯苓、白术、苍术各一钱，益智仁研末一钱，升麻、柴胡、甘草五分，姜引。　白淫者，

常於小便後亦不多此男精不攝滑而流出也不必治

女科備用各方

經先期至是虛中有熱 通經湯 歸身 白芍 生地 知母 黄柏 黄芩 阿膠 甘草 素弱者倍白芍 黄芩 阿膠加白朮去知柏俱經前五日服之至經淨不服

經後期至是虛中有寒有滯 趕經湯 全歸 川芎 熟地 香附 桃仁 紅花 莪朮 木通

常于小便后亦不多，此男精不摄，滑而流出也。不必治。

女科备用各方

经先期至，是虚中有热，**通经汤：**归身、白芍、生地知母、黄柏、黄芩、阿胶、甘草。素弱者，倍白芍、黄芩、阿胶加白术，去知柏。俱经前五日服之，至经净不服。

经后期至，是虚中有寒、有滞，**赶经汤：**全归、川芎、熟地、香附、桃仁、红花、莪术、木通、肉桂、炙草。若素脾虚，是血不生也。**生血汤：**人参、白术、归身、川芎、熟地、白芍香附、肉桂、炙草。**经血紫黑成块，**热极也，必作痛，**凉血汤：**全归一钱、川芎八分，白芍五分，生地钱半，知母、黄柏各八分，香附一钱，肉桂二分。**后期色淡，**痰也。肥人多此。**加味二陈汤：**陈皮、半夏、茯苓、南星、苍术、川芎、香附、当归、【】名追滞汤。经期腹痛未行先痛，滞也。当归、

湯　香附　玄胡各二錢　川芎一錢　酒煎溫服　壯人加大黃炒

既去後痛虛也　八珍湯加香附

引下湯　經不下行逆上致吐或衄　當歸　白芍　生地

熟地各二錢　川芎一錢　大黃三錢酒炒　童便煎服

固經湯　經水過多不止或前或後陰虛熱也　黃柏

白芍　條芩　龜膠　樗白　香附　阿膠

地榆　黃芪　弱人減黃柏　加白术　倍黃芪

芩薑黑散　血不止成崩　條芩四兩　乾薑二兩　各酒拌宿炒黑為末空

心服三錢即止

香附、元胡各二钱，川芎一钱，酒煎温服，壮人加大黄炒。既去复痛，虚也，八珍汤加香附。

经不下行，逆上致吐，或衄，**引下汤：**当归、白芍、生地、熟地各二钱，川芎一钱，大黄三钱，酒炒，童便煎服。

经水过多不止，或前或后，阴虚热也。**固经汤：**黄柏、白芍、条芩、龟胶、樗白、香附、阿胶、地榆、黄芪，弱人减黄柏，加白术，倍黄芪。

血不止成崩，**芩姜黑散：**条芩四两，干姜二两，各酒拌一宿，炒黑为末，空心服，三钱即止。

经水行多，五心烦热，日晡潮热，**除烦汤**：四物汤倍白芍、生地，加胡、连。

经水行少是血虚，**生血汤**：归身、熟地各三钱，白芍、川芎各二钱，红花、泽兰各八分，木香三分。**五十岁后经尚行**，或是血盛，否则血热。**止经丸**：条芩四两、阿胶二两，醋糊丸，空心服。

经水前后多少不等，时数时断，气血不和也。**调荣丸**：当归、白芍、山萸、生地、山药、香附各二两，茯苓、丹皮各一两五钱，泽泻、陈皮、益母草、川芎、白术各一两，熟地四两，共为末，蜜丸服。

除煩湯 經水行多五心煩熱日晡潮熱四物湯倍白芍生地加胡連

生血湯 經水行少是血虛 歸身 熟地各三錢 白芍 川芎各二錢 紅花 澤蘭各八分 木香三分

止經丸 五十歲後經尚行或是血盛否則血熱 條芩四兩 阿膠二兩 醋糊丸空心服

調榮丸 經水前後多少不等時數時斷氣血不和也 當歸 白芍 生地 山萸 山藥 香附各二兩 茯苓 丹皮各一兩五錢 澤瀉 陳皮 益母草 川芎 白朮各一兩 熟地四兩

共為末蜜丸服

消積丸

內有積塊經閉 香附十兩醋炒 艾葉二兩醋炒 當歸 莪术各二兩

芎 白芍 生地 桃仁 紅花 三棱 赤芍

乾漆各一兩 共爲末醋糊爲丸與調榮丸間服

此方安胎種子不拘胎前產後婦人室女調養血脈

者無過於此余里中服之活人無算更名種子仙丹

當歸酒洗 赤芍酒洗各二兩 川芎一兩酒洗 柴胡二兩 乳香一錢去油 沒藥一錢去油

兒茶 血竭 紅花 木香各一錢 甘草二兩

共爲末蜜丸如芡實大每服一丸黃酒下覺熱米湯下

内有积块经闭，消积丸：香附十两醋炒，艾叶二两醋炒，当归、莪术各二两，川芎、白芍、生地、桃仁、红花、三棱、赤芍、干漆各一两，共为末，醋糊为丸，与调荣丸间服。此方安胎种子，不拘胎前产后，妇人室女，调养血脉者，无过于此。余里中服之活人无算，更名曰**种子仙丹：**当归酒洗、赤芍酒洗，各二两，川芎一两酒洗，柴胡二两，乳香一钱去油，没药一钱去油，儿茶、血竭、红花、木香各一钱，甘草二两，共为末，蜜丸如芡实大，每服一丸，黄酒下，觉热米汤下。

此方治婦人氣積滯而腹中疼經脈不準者

紅花酒洗 鬃毛炒黃各一兩 木香 血竭各四分 為末每服二錢酒下

此方治婦人經水不調或前或後或多或少或腹中痛

調經益母膏

益母草一斤 當歸一兩酒洗 川芎酒炒 白芍酒炒各一兩 生地 熟地各五錢 山查肉三兩 香附醋炒一兩 黑糖一斤 先將益母草用水熬之三柱香時取出去草再將藥入益母水中熬之一柱香時取出藥不用後將黑糖下入熬之滴水成珠為度米泔水下每服二三錢日二服

此方治婦人塊積一切血病

益母草一斤

此方治：妇人气积滞而腹中疼，经脉不准者。红花酒洗、鬃毛炒黄、各一两，木香、血竭各四分，为末，每服二钱，酒下。

此方治：妇人经水不调或前或后，或多或少，或腹中痛，调经益母膏：益母草一斤，当归一两酒洗，川芎酒炒、白芍酒炒，各一两，生地、熟地各五钱，山查肉三两，香附醋炒，一两，黑糖一斤，先将益母草用水熬之三柱香时，取出去草，后将药入益母水中熬之一柱香时，取出药不用。后将黑糖下入熬之，滴水成珠为度，米泔水下，每服二三钱，日二服。此方治：妇人块积一切血病。

益母草一斤

破积益母膏：当归五钱，川芎、三棱、莪术各三钱，大黄五钱，红花二钱，以上七味入锅熬成膏，去渣，再入后四味药末：木香一钱，边桂、血竭、山甲各二钱，共为细末，入益母膏内，白水下。此方**治：妇人经脉不调，或腹痛，或征瘕，或积聚血块，或素有宿食不消。**大黄一两酒浸，木香、海南沉、山甲、乳香、没药、血竭各二钱，红花一钱，为末，每服二钱酒下。

昼则明白，夜则谵语，为热入血室。**柴胡地黄汤：**柴胡三钱，黄芩、半夏各二钱，生地一钱二分，甘草五分，一服即效。

血病脐腹痛甚，开滞汤：白芍、灵脂、木通各一钱六分，醋水各半煎服立止。

血病寒热往来，防风、知母、生地各一钱，柴胡、前胡、秦艽、甘草、人参各五分。

妇女寡霜，寒热类疟，抑肝汤：柴胡二钱半，青皮二钱，赤芍、丹皮各钱半，黑栀、地骨皮、香附各一钱，神曲八分、川芎七分，生地、连翘各五分，甘草三分，苍术一钱。

妇女劳倦致中气不足，长太息，加味补中汤：补中益气汤加

開滯湯　血病臍腹痛甚　白芍　靈脂　木通各一錢六分
醋水各半煎服立止
大秦艽湯　血病寒熱往來　防風　知母　生地各一錢　柴胡
前胡　秦艽　甘草　人參各五分
抑肝湯　婦女寡孀寒熱類瘧　柴胡二錢半　青皮二錢　赤芍
丹皮各錢半　黑梔　地骨皮　香附各一錢　神曲八分　川芎七分
生地　連翹各五分　甘草三分　蒼朮一錢
婦女勞倦致中氣不足長太息　補中益氣湯加

加味補中湯 红花三分 入心養血頭疼加川芎 身痛加羌活 獨活 川芎 傷食加香附 山查 神曲 薑棗引午前服
婦女不善食而瘦 加味異功散 人參 白术 茯苓 炙草 陳皮各八分 當歸八分 香附 砂仁各五分 炮薑三分
婦女能食血虛而瘦 六物湯 當歸 熟地各一錢 白芍六分 人參五分 白术五分 砂仁二分 川芎五分 紅花三分
經閉神方 當歸 麻黃各五錢 俱酒炒 紅花 血竭各二錢 為末黃酒下每服二錢服之汗出膝下為效

红花三分，入心养血。头疼加川芎，身痛加羌活、独活、川芎，伤食加香附、山查、神曲，姜枣引，午前服。

妇女不善食而瘦，加味异功散：人参、白术、茯苓、炙草、陈皮各八分，当归八分，香附、砂仁各五分，炮姜三分。

妇女能食血虚而瘦。六物汤：当归、熟地各一钱，白芍六分，人参五分、白术五分，砂仁二分，川芎五分、红花三分。

经闭神方：当归、麻黄各五钱，俱酒炒，红花、血竭各二钱，为末，黄酒下，每服二钱，服之汗出膝下为效。

妇人骨蒸怯弱最有奇效。**鳖丸：**大鳖一个，吊之悬一周时，浸入药汁盆内。用药：天冬、麦冬、知母、贝母、益母草、生地、熟地、广皮、地骨皮、甘草各三两，煎汁冷定，将鳖浸入药汁盆内，听其食饱，用炭火于砂锅内连药汁将鳖煨烂，捣匀为丸，凡妇女骨蒸瘦弱等症，服之一料，无不奏效。

妇人骨蒸怯弱最有奇效 大鳖一个吊之悬一周
鳖丸 時浸入药汁盆内用药 天冬 麦冬 知母
貝母 益母草 生地 熟地 廣皮 地骨皮
甘草 各三兩煎汁冷定 将鳖浸入药汁盆内聽其
食飽用炭火於砂鍋内連药汁将鳖煨爛搗匀
以丸凡妇女骨蒸瘦弱等症服之一料無不奏效